MÉMOIRE

SUR

QUELQUES CAS PRATIQUES

de Chirurgie;

PAR M. DUJARRIC-LASSERVE,

Docteur en médecine de l'Université de Paris ;

MÉDECIN A MONTIGNAC-SUR-VÉZÈRE, CORRESPONDANT DE LA SOCIÉTÉ ROYALE DE MÉDECINE, CHIRURGIE
ET PHARMACIE DE TOULOUSE, DE CELLE DE BORDEAUX, ASSOCIÉ DE CELLE DE MÉDECINE PRATIQUE DE
MONTPELLIER, CORRESPONDANT DE LA SOCIÉTÉ D'INSTRUCTION MÉDICALE DE PARIS, ETC.

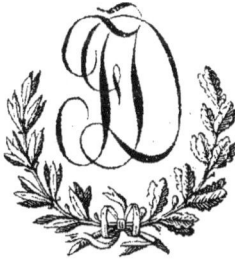

PÉRIGUEUX,

CHEZ F. DUPONT, IMPRIMEUR DE LA PRÉFECTURE.

1830.

T *1613*
A. 4.

MEMOIRE

SUR

QUELQUES CAS PRATIQUES

DE CHIRURGIE.

MÉMOIRE

SUR

QUELQUES CAS PRATIQUES

de Chirurgie;

PAR M. DUJARRIC-LASSERVE,

Docteur en médecine de l'Université de Paris;

MÉDECIN A MONTIGNAC-SUR-VÉZÈRE, CORRESPONDANT DE LA SOCIÉTÉ ROYALE DE MÉDECINE, CHIRURGIE ET PHARMACIE DE TOULOUSE, DE CELLE DE BORDEAUX, ASSOCIÉ DE CELLE DE MÉDECINE PRATIQUE DE MONTPELLIER, CORRESPONDANT DE LA SOCIÉTÉ D'INSTRUCTION MÉDICALE DE PARIS, ETC.

> « Ainsi les premières expériences ont donné naissance à l'*art*;
> « les faits et les observations en sont les richesses. Quand le nom-
> « bre en est devenu plus considérable, c'est alors que s'est for-
> « mée la *science* ou la philosophie de l'art. »
>
> HALLÉ. (*Discours d'ouverture, lu à la séance publique de la faculté de Paris, le 4 novembre 1815.*)

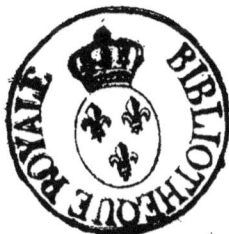

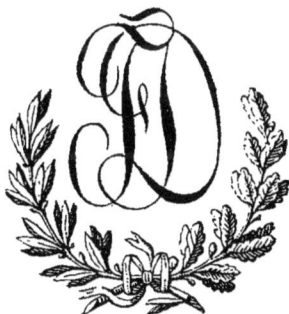

PÉRIGUEUX,

CHEZ F. DUPONT, IMPRIMEUR DE LA PRÉFECTURE.

1830.

ⓞⓞⓟⓞⓞⓞⓟⓞⓞ

A MONSIEUR

DUJARRIC-LASSERVE,

Mon Oncle,

Ex-Juge de Paix du canton de Montignac,

ET QUI A FAIT DE LA CHIMIE ET DE LA MÉDECINE UNE ÉTUDE PARTICULIERE.

———

Mon respectable Ami,

· DEPUIS long-temps je voulais t'offrir quelque chose qui fût digne de toi. Je viens te dédier ce recueil d'observations que tu connaissais déjà, puisque les opérations qui en sont l'objet ont été faites sous tes yeux, et que je t'ai présenté les individus, qui s'y étaient soumis, après leur guérison parfaite. Tu étais mon institut : tes éloges me comblaient de joie, et ton silence, qui était un signe non équivoque de critique, m'inspirait le désir d'atteindre un but plus élevé. C'est donc à toi qu'est dû mon travail, et s'il s'y trouve quelque per-

fection, c'est encore à toi seul qu'il faut la rapporter. Mon vénéra-
ble ami, combien je suis glorieux de pouvoir encore, dans tes vieux
jours, te prouver ma tendresse! Combien il m'eût été doux de la
faire partager à celui qui fut à la fois si bon, si humain. O mon
père! souris encore à ces preuves de mon zèle pour un art que tu
cultivas toute ta vie; sois aussi de moitié dans nos jouissances. Si je
n'ai pu goûter tes conseils, puisque tu nous as été enlevé au moment
qu'ils nous auraient été si nécessaires, tes vertus sociales nous sont
restées et nous ont guidés chaque jour. Sous le chaume qu'habite le
pauvre, on y bénit ton nom; on relève mon courage en honorant ta
mémoire, et on excite mon zèle en proclamant ton savoir. Hommes
vertueux, combien vous étiez dignes l'un de l'autre! Combien vos
enfans s'énorgueilliront de vous devoir le jour, d'imiter vos bonnes
actions, et de suivre, de loin sans doute, vos beaux exemples.

Dujarric-Lasserve.

À mon Fils

PROSPER DUJARRIC-LASSERVE,

Élève de quatrième au Collège de Montignac.

Mon bon Ami,

J'ÉPROUVE le besoin de t'écrire, pour te rappeler les devoirs nombreux que tu as à remplir; devoirs sacrés que tu ne méconnaîtras pas et que je me serais dispensé de t'adresser si, pénétrant les décrets de la Providence, le moment de notre séparation, sur cette terre, m'eût été connu; mais il en est autrement. Trop jeune encore pour te bien pénétrer des vérités que j'ai à te dire, j'ai assez bonne opinion de ton cœur, pour croire que tu suivras exactement ce que je vais te tracer.

Je te rappellerai ce que j'ai écrit de ma main, au commencement d'un livre d'instruction, que je te donnai le premier jour de l'année 1825 : « Mon ami, sans religion, point de sagesse, et sans sagesse la vie n'est qu'infortune et malheurs. » Ceci n'a pas besoin de commentaires pour en faire ressortir toute la vérité. L'esprit a beau être orné; auriez-vous moissonné tous les lauriers qui se distribuent chaque année dans vos classes; la fortune, semblerait-elle répandre sur vous ses faveurs; tout cela ne serait que des jouissances momentanées, si, par une religion bien entendue, vous ne combattiez journellement, avec ses formidables armes, les vices qui fondent sur vous avec tant d'acharnement et d'impétuosité. La religion et la vertu forment un tronc, dont les branches sont autant de sentimens délicieux, et les fruits, autant de bienfaits qui doivent signaler la vie de l'homme de bien.

« Heureuse l'âme où la vertu respire! »
F. JOUANNET. (*Epît. à Zulmé.*)

Tu as de grands devoirs à remplir : tes sœurs, jeunes encore, réclament ton amitié; plus tard, tu leur devras tes conseils et tu seras leur appui. Ton frère surtout réclame la plus grande part à ta tendresse. Tu sais combien son état nous a donné d'inquiétudes. Ta mère et moi pouvons bien nous écrier comme Josabeth :

« Hélas! l'état terrible où le ciel nous l'offrit
« Revient à tout moment effrayer notre esprit. »

Atteint, dès les premiers jours de sa naissance, d'une affection cérébrale aiguë, il est resté long-temps paralysé. Pendant près de trois ans nous l'avons cru aveugle. Enfin, entouré des soins les plus affectueux, ses membres ont repris leur force; sa vue s'est beaucoup améliorée; et, bien que son intelligence soit grande, il aura sans cesse besoin d'un bon ami, et je ne puis lui en désirer d'autre que toi.

Tu seras probablement médecin : je le désire au moins. Cet état ne conduit plus, comme autrefois, à la fortune ni à la considération; cependant il ne tiendra qu'à toi de gagner la dernière, qui vaut bien l'autre, parce qu'elle est indépendante d'un titre auquel on ne doit rien. Faire le bien aux pauvres, être bienveillant envers tout le monde, approfondir son art, s'occuper sans cesse de ses semblables, voilà ce qui fait gagner cette estime générale, qu'on nomme considération.

Tu auras été précédé dans ta carrière par deux réputations assez étendues et justement méritées : par celle de ton bisaïeul, qui a eu l'honneur d'assister, en qualité de chirurgien, à la fameuse bataille de Fontenoi, et qui a payé son tribut dans un âge assez avancé, après avoir rempli la tâche d'un bon et honnête citoyen; et par celle de ton aïeul qui, après avoir rendu d'éminens services à son pays, est mort, le 21 janvier 1809, victime de son dévouement, au milieu d'une épidémie typhoïde, qui ravageait le département. (1) Il est beau sans doute de descendre de gens bons et vertueux! Mais on est bien coupable, si, ayant devant les yeux de tels modèles, on ne tâche pas de les imiter.

Si ton aïeul eût succombé sous les traits d'une épidémie, dans une grande ville, ou s'il eût été emporté par un fer meurtrier sur un champ de bataille, on eût déploré sa mort; sa veuve et ses enfans seraient devenus l'objet de la sollicitude du gouvernement. Frappé sur un sol étranger, Mazet, l'infortuné Mazet, a emporté les regrets de la France, et sa mère gratifiée d'une pension de deux mille francs. Frappé en France, au milieu de ses compatriotes, en voulant les soustraire à un fléau épouvantable, mon père a été pleuré par ses concitoyens; et lorsque, six ans plus tard, son fils s'est présenté pour occuper la place que son père avait si dignement remplie pendant trente ans à l'hospice de Montignac, et que les administrateurs lui avaient garantie solennellement (2), les autorités supérieures du département, par des motifs que je dois passer sous silence, ont eu la force, le courage de la lui enlever, pour l'offrir à d'autres médecins égaux en talens, sans doute, mais dont les pères n'étaient pas morts pour le le pays!

Ce que je te dis ici, n'est mû par aucun sentiment d'aigreur; j'ai voulu seulement te faire voir qu'on doit peu se reposer sur les ser-

(1) Il était évident que cette maladie était contagieuse. « On pouvait en démontrer le principe d'infection, qui était dû à des prisonniers espagnols qui avaient séjourné dans Périgueux; d'autant plus que les endroits où avaient passé ces malheureux, sales et fétides, rongés de vermine, couverts de haillons, que les rues qu'ils avaient le plus fréquentées, que les quartiers qu'ils avaient habités, les individus qui avaient eu des relations avec eux ou avec les malades, avaient été les seuls infectés. » (*Journal général de médecine*, 1809.)

(2) Voyez la déclaration du maire de Montignac, page 10.

2

vices d'un père; qu'on ne doit espérer qu'en soi, qu'en sa conscience, et que le bien qu'on fait ne doit demander d'autre récompense que cette estime de soi-même, qui vaut bien celle d'autrui.

D'ailleurs, il est de ces injustices dont on aime quelquefois à devenir l'objet, parce que vos amis vous en dédommagent amplement. Je ne dois pas taire ici les démarches qui furent faites avec autant de bonté que de zèle, par M. d'Anglars, chevalier de Saint-Louis et maire de Montignac. Ce sont de ces marques d'attachement ou mieux de justice qu'on n'oublie jamais.

« Je soussigné Léandre Desvignes, maire de la ville de Montignac, certifie que feu « J. Dujarric-Lasserve, médecin de l'hospice civil et militaire de Montignac, mourut « le 21 janvier 1809, victime de son dévouement et de son zèle, en soignant les pri- « sonniers espagnols infectés de maladies contagieuses, dont l'hôpital était alors en- « combré; que l'administration dudit hospice, en reconnaissance des services que le- « dit sieur Lasserve avait rendus à l'hospice, prit un arrêté portant qu'il ne serait que « provisoirement pourvu à sa place, en attendant que son fils pût le remplacer; déclare « au surplus que les habitans de la ville de Montignac verraient avec la plus grande sa- « tisfaction que son fils, actuellement étudiant en médecine à Paris, se retirât pour le « remplacer, surtout s'il pouvait y porter, comme on l'espère, les talens et les vertus « de son père.

« A la mairie de Montignac, ce 10 octobre 1810.

« *Signé*, DESVIGNES. »

Vu pour légalisation de la signature de M. DESVIGNES, *maire de Montignac.* Sarlat, *ce* 11 *octobre* 1810.

Signé, GOUNON, sous-préfet.

L'étude de la médecine a beaucoup d'attraits pour les jeunes gens avides de s'instruire et curieux de connaître le mécanisme de l'homme; mécanisme admirable, divin, qui seul devrait inspirer l'idée d'un être suprême, si déjà tout ce qui nous entoure ne l'avait fait naître!

D'abord triste, repoussante même, cette belle science semble vouloir éprouver ceux qui s'y destinent; mais à peine, à force de patience, de courage et d'assiduité avez-vous franchi les abords agrestes du temple d'Apollon, qu'aussitôt son intérieur se montre à vous sous des dehors bien attrayans. C'est dans son sein que le beau vous ap-

paraît dans tout son éclat; que les fonctions de l'homme y sont ré-
vélées; que la nature de nos maux et les moyens de les prévenir et
de les combattre y sont enseignés par des interprètes dignes de la vé-
nération des siècles !

A peine auras-tu puisé tous les matériaux nécessaires, propres à
former ton jugement en médecine, qu'il faudra en faire l'application,
toi seul, au lit des malades. Momens pénibles, si le début ne répond pas à l'application la mieux entendue, au savoir le plus pro-
fond ! c'est à cette époque qu'il faut avoir la conviction de ses propres forces. Il faut les essayer, ces forces, dans les asiles de la douleur, et les accroître le plus possible par l'expérience de ses maîtres,
si tu veux vivre tranquillement et te mettre au-dessus de l'envie et
des coups du sort.

> « L'art est borné, Forlis, et son insuffisance,
> « Ses doutes, ses combats, ses revers, ses erreurs,
> « Au médecin sensible ont coûté bien des pleurs. »
>
> (ANT. PETIT.)

Sans doute que, dans l'exercice de ta profession, tu éprouveras des
chagrins. Chaque état a les siens; les nôtres sont les plus forts, lorsque, donnant nos soins à un ami, à un frère, à une mère, vous
voyez s'avanouir toutes les ressources de votre art.

> « Hélas ! qu'il est affreux
> « De soigner ceux qu'on aime et de vivre après eux;
> « Et d'exercer un art dont le devoir sévère,
> « Fait de vous, à leur mort, un témoin nécessaire. »
>
> (MED. DU COEUR.)

Mais aussi, quelles délices, combien vous savourez avec ivresse le
doux sentiment que fait naître la réussite ! Le jeune médecin ne se
possède pas; il croit désormais ses conseils infaillibles, et s'écrie avec
Cicéron, dans son enthousiasme, que rien ne peut arrêter : « *Ad
Deos nullà se propiùs accedunt quàm salutem hominibus dando !* »

Mais bientôt la triste expérience le rend plus sage, plus réservé;

il jouit en silence de ses succès, comme il déplore en silence ses revers.

Oui, mon ami, le vieux médecin, ainsi que je l'ai dit dans un autre endroit, a le cœur sans cesse abreuvé d'amertume; il jette un long regard sur l'horizon médical; ses succès ne le fixent plus; il n'a plus le temps d'y penser. Livré tout entier à l'étude des maux qui sévissent avec tant de force contre ses semblables et contre lesquels l'art n'a pu trouver encore de remède, il passe dans la méditation le peu de temps qu'il dérobe à sa pratique, et meurt satisfait, s'il laisse après lui quelques parcelles utiles à ses semblables.

Il convient dans les cas graves de sa pratique de s'adjoindre des confrères éclairés. Tu en trouveras, sans doute, qui, méconnaissant les devoirs de la confraternité, manifesteront des opinions contraires aux tiennes, quoique bonnes, par cela seul que tu les auras émises le premier. Il s'en trouve malheureusement trop, pour la honte de l'art, qui se croiraient déshonorés d'être de l'avis d'un autre, et qui oublient que c'est sur l'unanimité des suffrages que se trouvent fondées l'espérance et la consolation des malades. Fort heureusement tu en rencontreras le plus souvent qui seront dignes de la confiance qu'on leur accorde, et qui joignent aux convenances, à l'urbanité, tous les talens qu'on exige d'un médecin.

Jamais je n'ai pratiqué d'opération majeure, sans m'entourer des conseils de mes confrères. J'ai trouvé toujours dans leurs lumières de précieux secours, et je me suis constamment applaudi de cette attention, parce qu'elle entretient l'estime et tourne à l'avantage de tous. Si quelques-uns de ton temps étaient disposés à te nuire dans ta réputation, c'est dans de pareilles occasions seulement, c'est-à-dire en les appelant au lit des malades, qu'il faut te venger, en leur démontrant ton savoir.

Je ne puis te transmettre ici toutes les opérations que j'ai pratiquées; les motifs s'en retrouvent dans les dépenses déjà trop onéreuses qu'ont nécessitées et les lithographies et l'impression des textes. Je n'ai point la prétention de croire que ce travail sera lu du monde médical, parce qu'il ne comporte pas son attention. Quelques amis,

peut-être , voudront le parcourir , plutôt par obligeance que pour
y puiser des connaissances qu'il ne renferme pas.

La médecine et la chirurgie sont arrivées à un haut degré de gloire.
Il ne faut pourtant pas la rapporter tout entière aux travaux nationaux :
il y aurait de l'injustice et ignorance en même temps. L'Allemagne,
l'Italie, l'Angleterre en revendiquent une partie. Il est beau sans doute
de rendre hommage aux travaux de nos voisins ; mais en s'acquittant
de ce devoir, il ne faut pas non plus oublier ceux de la France : elle
compte aussi plus d'un nom illustre.

Je t'engage à noter à ton tour les maladies saillantes qui se pré-
senteront dans ta pratique, et de faire peindre autant que possible
les plus intéressantes. En même temps qu'elles retraceront à ton esprit tout le bien que tu auras fait, cette attention entretiendra en
toi une noble émulation, l'amour du travail, te forcera de visiter
souvent tes modèles, et de te tenir au courant des connaissances. Les
sciences d'observations font chaque jour des progrès, et si beaucoup
de maladies ne sont pas mieux guéries que du temps d'Hippocrate,
on en connaît mieux les causes et le siége, et, par cela seul on est
plus près de leur véritable traitement. Le vieillard de Cos connais-
sait la succussion, l'anscultation immédiate (*de Morbis*); Corvisard
a fait connaître la méthode Dawenbruger ; Laënnec, l'auscultation
médiate. M. Piorry a ajouté aux travaux de ses prédécesseurs, en faisant connaître le plessimètre et un stéthoscope nouveau, meilleur
conducteur du son. Voilà bien des perfectionnemens successifs pour
atteindre un moyen solide, pour reconnaître les différentes altérations du cœur et des poumons. Ma pratique particulière m'a mis à
même, outre ces puissans moyens d'investigation, de mettre en
usage, dans quelques cas, la *pneumométrie pulmonaire,* qui semble
promettre aussi des avantages. M. Gannal a proposé et mis en pratique l'inspiration d'un mélange de chlore et d'eau en vapeur pour cica-
triser les ulcérations de la muqueuse pectorale. Découvert en 1774,
par Schéele, le gaz acide muriatique oxigéné avait déjà été proposé
et mis en usage, par Guyton-Morveau, pour la désinfection de l'air.
La découverte récente de M. Labarraque a mis à la disposition des mé-

decins les chlorures d'oxide de sodium et de calcinum, et on sait les avantages qu'en retire journellement la chirurgie. Tout récemment encore, notre savante commission d'Egypte a retiré de l'emploi de ces chlorures, comme préservatif de la peste, des succès qui doivent rassurer le monde entier sur les progrès des épidémies dépendantes de miasmes délétères. (Voyez le deuxième rapport sur les travaux de la commission médicale d'Egypte, par M. Pariset. *Revue Médicale*, *cahier de novembre* 1829).

Que n'a-t-on pas mis en œuvre, pendant dix-huit siècles, pour combattre les affections écrouelleuses? Tout avait échoué devant un état morbide si destructeur. Hé bien, M. Goindet, notre contemporain, médecin à Genève, a opposé à ces maladies un sel nouveau (l'iode), découvert, en 1813, par M. Courtois, et dont M. Gay-Lussac a fait connaître les principales propriétés. Tout récemment, M. Lugol, médecin de l'hôpital Saint-Louis, a présenté, à l'institut de France, une série d'observations qui viennent à l'appui de celle de notre modeste et savant collègue de Genève. J'ai fourni moi-même, en 1827, à la Société royale de médecine de Bordeaux, une notice, dans laquelle je tâchais de démontrer les effets heureux des préparations d'iode à l'intérieur et à l'extérieur, pour combattre ces mêmes maladies. Je rapportais aussi des observations, et j'avançais que l'emploi de ce médicament ne diminuait nullement le volume des mamelles, ni l'embonpoint. Depuis cette époque, ma pratique m'a fourni de nouveaux exemples de succès des préparations iodées contre les affections strumeuses. Messieurs les professeurs Lerminier et Andral ont vu avec moi un cas remarquable d'affection tuberculeuse, contre lequel ces nouvelles richesses de la chimie ont opéré merveilleusement.

Je ne me propose point de passer en revue toutes les améliorations qu'a reçues l'art de guérir depuis le commencement du dix-neuvième siècle; que de noms célèbres n'aurais-je pas à citer! J'ai voulu seulement te faire voir que la marche de l'esprit humain, pour la recherche de la vérité, est long-temps pénible, lente, incertaine. Une simple lueur conduit souvent à pénétrer bien des ressorts cachés. L'anatomie pathologique, ce flambeau des découvertes modernes, cultivée de nos jours par MM. Meckel, Dupuytren, Broussais, Ribes, Cruveillier, Andral; à l'aide duquel M. Lallemant, pour les maladies du cerveau, Pujol, de Castres, et le professeur Broussais, pour celles du bas ventre, ont été éclairés pour reconnaître la cause de tant de troubles différens, et de là le mode de traitement à leur opposer.

La physiologie, science de la vie, véritable base de la médecine, reçut de l'immortel Haller une impulsion très-salutaire. Les travaux de Bacon et de Newton, pour la philosophie, lui servirent de point de départ. Il appartenait à notre Bichat, dont se glorifie la France, et que la nature, avare de ses dons, nous avait donné sans pressentir ce qu'il serait, de jeter, par ses écrits, une grande clarté sur l'ensemble de la physiologie, qui n'a fait que s'accroître par les travaux successifs de Chaussier et Legallois, dont la mort a été une perte bien vivement sentie, et par ceux de MM. Richerand, Gall, Geoffroi Saint-Hilaire, Adelon, Flourens, Ségalas, Fodéra, Edwards, Legallois, fils, etc., et du savant et laborieux M. Magendie, dont les vivi-sections et les belles expériences toxicologiques ont répandu tant d'éclat sur la médecine en général.

La chirurgie a marché d'une manière plus certaine que la médecine. La raison en est facile à saisir : Des opérations nouvelles ont été tentées, avec un égal succès, par MM. Delpech et Roux, tous les deux élèves de Dessault, disciples et amis de l'illustre Bichat; le premier, sur la rhinoplastie; le second, sur la staphyloraphie (1). M. Richerand a également ajouté à sa gloire en levant des côtes et la

(1) Tous les procédés nouveaux trouvent des opposans. Les questions de priorité sont débattues avec un acharnement indigne des médecins. Bien que M. Græfe ait opéré la suture du voile du palais, je crois, en 1815, faut-il supposer que M. Roux ait voulu se décorer exclusivement, en connaissance de cause, de l'honneur de l'invention? Non, sans doute. Ceux qui connaissent le caractère du professeur Roux, tout ce qu'il a fait pour la science, doivent lui accorder le même mérite qu'au médecin de Berlin.

Les travaux du docteur Gruthuisen, médecin bavarois, ceux de MM. Roy, d'Etioles, Heurteloup, Amussat, Rigal, diminuent-ils la gloire du docteur Civiale? Peut-être dira-t-on que ces Messieurs ont peu mérité de la science et de l'humanité, parce qu'on a trouvé dans les fouilles d'Herculanum ou de Pompéïa des sondes droites?

plèvre; en pénétrant jusque dans la cavité de la poitrine; sa main s'est opposée aux mouvemens du cœur.... L'opéré allait bien; il avait regagné ses foyers, et c'est au moment que le savant professeur entretenait l'académie des sciences de son succès, qu'il apprit la rechute funeste de son malade de Nemours, dont le courage héroïque méritait un autre destin. MM. Recamier et Lisfranc doivent être nommés en première ligne pour leurs traitemens et opérations hardies tentés avec d'étonnans succès contre les cancers du col et du corps de l'utérus. Le docteur Civiale vient de mettre le comble au génie humain, en exécutant le premier sur l'homme vivant, la lithotritie, opération qui remplace, dans beaucoup de cas, celle de la taille.

HONNEUR ÉTERNEL A TOUS CES SAVANS!!!....

Tu vois, mon cher ami, d'après le peu que je viens de te dire, et qui se rattache à notre époque, que la science médicale est très-vaste, immense, qu'elle arrive à pas lents vers sa perfection; qu'elle ne souffre point de médiocrité dans celui qui veut l'exercer, puisqu'elle a pour but le plus grand, le plus saint de tous les devoirs : la conservation de l'homme.

Dujarric-Lasserve.

~~~~~~

MÉMOIRE

QUELQUES CAS PRATIQUES

DE CHIRURGIE.

CATHERINE GÉRI, de Bourro, près Sarlat, âgée de soixante ans, d'une petite stature, s'aperçut, à l'âge de dix ans, qu'une tumeur sphéroïde s'était développée, sans cause connue, à la partie moyenne et postérieure du bord libre de la lèvre supérieure. Peu mobile d'abord, elle prit un développement progressif remarquable, de manière qu'elle recouvrit successivement l'ouverture de la bouche, atteignit bientôt le menton et le recouvrit presque en totalité. La tumeur étant ovale, ainsi que je l'ai déjà dit, on conçoit que les arcades dentaires furent portées en dedans. Deux incisives et une canine supérieures ne purent résister à la pression constante exercée sur elles, et tombèrent après avoir été luxées complétement ; les correspondantes inférieures présentent une obliquité qui est en rapport avec la convexité de la partie moyenne de la tumeur. Comprimée entre elle et la mâchoire, la lèvre inférieure, très-irritée, mince, allongée, est déjetée en partie dans la bouche, et suit la direction des dents dont elle remplit les intervalles. La partie antérieure de cette tumeur est rouge, livide dans certains endroits et brunâtre dans d'autres ; elle est recouverte, dans toute son étendue, par la membrane muqueuse,

3

excepté la partie supérieure qui se trouve immédiatement au-dessous du labial et l'os maxillaire supérieur.

Dans un pareil état de choses, il était facile d'adopter le procédé convenable pour l'extirpation de cette tumeur : conserver un lambeau antérieur pour former le bord libre de la lèvre supérieure, disséquer la tumeur de bas en haut, ménager autant que possible la membrane muqueuse, la séparer des os maxillaires, lier l'artère labiale si elle était lésée, et réunir le tout à l'aide d'un bandage approprié, après avoir enlevé la totalité de la tumeur, tels étaient les points importans à saisir.

MM. les docteurs Boisseul, Joubert, et M. Loubignac, m'assistèrent dans cette circonstance.

Après avoir tout préparé, nous fîmes asseoir la malade sur un fauteuil, la tête appuyée sur le dossier, la face tournée en haut. Après avoir pratiqué une incision superficielle, un aide, ayant les doigts indicateurs placés sous le nez, et le reste de la main appliqué sur la joue, ramenait les tégumens vers les parties supérieures. Placé au-devant de la malade, je disséquai avec attention une partie du bord libre de la lèvre; je poursuivis jusqu'à ce que je fus arrivé près de l'échancrure des fosses nasales. Une branche de la labiale donnait beaucoup de sang, j'en arrêtai le cours sur-le-champ au moyen d'une lame de plomb pliée sur elle-même. Je saisis alors la tumeur avec la main gauche; en même temps que M. Boisseul tirait en haut, en portant la partie inférieure en bas et en arrière, je rendais la supérieure plus saillante. Je séparai donc facilement la membrane muqueuse, et la coupai transversalement, c'est-à-dire dans le sens de l'ouverture de la bouche, au niveau du bord libre de la lèvre supérieure. Après avoir épongé la plaie, nous tâchâmes de lier l'artère lésée; mais nos efforts furent inutiles, bien qu'elle fût d'un calibre au-dessus du naturel. Il paraît qu'elle s'était contractée de manière à ne plus permettre qu'on la saisît. Nous laissâmes couler le sang pendant près de dix minutes, en ayant soin de diriger en dehors celui qui sortait d'abord en jets très-forts et puis en nappe. La lèvre supérieure se trouvait donc séparée en deux feuillets. Pour les réunir, nous plaçâmes d'abord une pièce de carton mince, recouverte d'une feuille de plomb laminé, au-devant de l'ouverture dentaire, prenant les deux points d'appui sur les dents voisines ; nous recouvrîmes la partie inférieure de la lèvre d'un plumasseau de charpie, enduit de cérat opiacé ; nous plaçâmes deux compresses longuettes imbibées d'une décoction de racine de guimauve sur toute la partie antérieure ; nous assujettîmes le tout à l'aide de trois lames de plomb recourbées sur elles-mêmes, et terminâmes par l'application d'un bandage très-simple médiocrement serré (1).

La malade fut mise à la diète, à l'eau de riz pour boisson ; elle prit le soir un grain d'extrait aqueux d'opium, et on eut soin de fomenter les parties à l'aide d'une eau mucilagineuse.

Le 25 mars, lendemain de l'opération, la nuit avait été calme ; les parties circonvoisines présentèrent des signes d'irritation ; la malade garda le lit et continua l'usage de la tisane.

Le 26, on lève le premier appareil, la réunion paraît immédiate ; on supprime le point d'appui qui fatiguait beaucoup la malade ; on se contente de laver la lèvre avec de l'eau de guimauve.

Le 27, la malade, à l'exception d'un léger engorgement inflammatoire, suite d'une pareille opération, est assez bien ; il lui est recommandé de porter la langue à la partie interne de la lèvre, et d'opérer de temps en temps de doux mouvemens de haut en bas, afin de prévenir le décollement des parties ; fomentations émollientes *loco dolenti*.

Le 28, la malade a éprouvé de l'inquiétude d'être séparée de ses parens, et de ne pouvoir prendre du tabac ; l'engorgement est à peu près le même. Il existe un décollement du côté gauche ; on y remarque une surface noire qui correspond au vaisseau divisé, recouverte d'une pseudo-membrane ; on la touche avec l'eau chlorurée. Du reste, le pansement n'a offert rien de particulier.

Le 1.er avril, la solution de continuité est peu étendue, ses bords se rapprochent sensiblement ; la muqueuse du bord libre est parfaitement unie aux tissus sousjacens. Deux riz dans la journée.

Le 2, le 3 et le 4, la partie dénudée a peu suppuré, et tend à la cicatrisation. On la touche avec le nitrate d'argent.

(1) La tumeur était enkystée et présentait tous les caractères du tissu fibreux.

Le 8, tout symptôme d'irritation a disparu; et le 10, la malade a pu se rendre chez sa sœur, à deux lieues de Montignac, d'où elle partira le 12 pour aller à Bourro, son domicile.

J'ai vu cette femme, un mois et demi après l'opération; tout annonçait une guérison parfaite. Je lui ai conseillé, par des pressions légères de dedans en dehors, de ramener les deux incisives inférieures à leur direction primordiale.

RÉFLEXIONS SUR LES LOUPES.

La plupart des auteurs professent que les loupes, dans leur état de simplicité, ne sont nullement dangereuses. Beaucoup d'individus en portent, disent-ils, pendant vingt ans, trente ans, sans en être incommodés, et, par conséquent, sans chercher les moyens de les combattre. Il est bien nécessaire cependant d'apprécier le vrai caractère de ces tumeurs, pour porter un jugement solide lorsqu'on est prié de donner son avis; car le mot loupe est un terme générique, qui s'applique, non-seulement aux kystes, mais encore à des tumeurs charnues non enkystées, qui prennent tôt ou tard un caractère fâcheux.

Un propriétaire des environs de Montignac, portait depuis vingt ans, à la partie latérale droite de la tête, une tumeur que plusieurs chirurgiens avaient caractérisée du mot vague loupe. Quelques années se passent dans la sécurité la plus parfaite. Cependant, à la suite de manœuvres empiriques, des douleurs ne tardent pas à se faire sentir; la prétendue loupe s'ulcère, les bords se renversent, la fièvre survient, la gangrène s'en empare, une suppuration brunâtre sanguinolente, fétide, en découle, et tout fait présager une issue funeste. Je suis consulté; on ne m'instruit point du pronostic des confrères qui m'avaient précédé, et je donne mon avis motivé, qui est diamétralement opposé au leur. Je propose l'ablation comme étant l'unique moyen de conserver les jours du malade. On se débat; bref, l'opération est faite, et la pièce anatomico-pathologique démontre aux assistans que sa composition est charnue et sans kyste.

Cette tumeur pesait 188 grammes. *(Voyez le dessin qui la représente d'après nature.)* Sa partie supérieure était recouverte d'une scharre profonde. Sa texture était spongieuse dans certains endroits; dans d'autres, elle présentait une consistance ferme, crépitante. Quelques fibres charnues se faisaient remarquer ça et là, surtout à l'extérieur; sa base était mamelonnée; de nombreux vaisseaux sanguins, très-dilatés, pénétraient la tumeur, se terminaient en cul de sac, ou bien s'unissaient à d'autres d'un calibre inférieurement petit, de manière qu'ils formaient, par leur ensemble, les élémens du fongus-hœmatode.

Le but de cette note est de tâcher de démontrer que le kyste le plus simple peut, par suite de manœuvres empiriques, soit internes, soit externes, changer de nature et prendre un caractère fâcheux. Voici ce que j'ai observé, et je le crois d'autant plus intéressant que je n'en ai point trouvé d'exemple (1).

En 1816, le nommé Geoffre, de la Vignole, portait depuis six ans, à la partie latérale gauche du thorax, à quarante millimètres de la mamelle, une tumeur mobile, point douloureuse, sans changement de couleur à la peau, du volume d'un œuf de pigeon. Le consultant voulait s'en débarrasser parce qu'il craignait, disait-il, qu'elle ne suppurât et ne déterminât un *mauvais mal.* Je lui proposai l'extirpation en lui promettant qu'il serait bien guéri dans moins de vingt jours. Sous un prétexte quelconque, cet homme disparut et je ne le revis que deux ans après. J'examinai la tumeur; elle m'offrit l'aspect suivant : vaisseaux capillaires très-injectés, augmentation dans son volume,

(1) M. Villermé (*Dissertation sur les fausses membranes*, 1815) rapporte qu'un soldat mourut des suites d'une fonte suppuratoire, après l'enlèvement d'un kyste à une cuisse. « Sa face interne présentait des bourgeons *charnus*, des *fongosités*; sa face externe adhérait à un tissu cellulaire lardacé; ce kyste avait *trois ou quatre lignes d'épaisseur;* il était injecté de *vaisseaux rouges*, etc. »

bosselée, ulcérée, avec hernie d'un lobule charnu très-sensible, saignant de temps en temps ; les glandes axillaires étaient un peu gor-
gées et douloureuses ; le malade avait maigri, et paraissait inquiet.
Étonné d'un pareil changement, je demande quelles en sont les causes.
Le malade répond qu'il avait employé pendant trois mois un emplâtre composé d'euphorbe, de sel ammoniac, de vinaigre et de levain ;
que l'inflammation avait été portée à un haut degré, mais qu'il n'en
avait pas été frappé, parce qu'on lui avait dit *qu'il fallait beaucoup
de chaleur pour fondre la loupe* (1) ; qu'enfin, fatigué par la fièvre et
les désordres qu'occasionait le prétendu spécifique, il avait, sur la
recommandation d'un médecin de Brive, suspendu le remède, et
l'avait remplacé par des cataplasmes de ciguë et de morelle.

J'approuvais fortement les conseils de mon honorable confrère, mais
je ne voyais en eux qu'un moyen tout au plus palliatif. Je proposai
donc l'ablation de la partie ; le malade s'y soumit sans répugnance.
Après avoir cerné la tumeur de sangsues, après avoir combattu suffisamment la diathèse inflammatoire locale, nous détachâmes une
tumeur du volume d'un œuf de poule, bosselée, charnue et lardacée
dans certains endroits, présentant çà et là quelques vestiges d'une
membrane ; et dans l'interstice des lobules, une matière qui avait l'aspect graisseux. D'après cela, je pensai que la tumeur avait changé de

(1) On croit en général qu'il est possible de détruire les tumeurs enkystées, soit en diminuant le
principe vital de la partie qui en est le siége, soit en l'augmentant au contraire. Qu'on se détrompe ; toutes les fois que la membrane accidentelle n'est pas enlevée en totalité, la rechute est là : elle peut se
faire attendre six mois, un an ; mais l'expérience prouve qu'elle arrive toujours. Nous avons, à Montignac, un exemple vivant de ce que j'avance : Le nommé *Lassère*, boucher, qu'on nomme aussi *Bou-
tole*, porte sur la joue droite, depuis vingt ans, une tumeur enkystée qui a disparu pendant un ou deux
ans à la suite d'une forte inflammation qui se développa dans la partie à la suite d'un coup de pied de
cochon. Elle se reproduisit, et il s'adressa à moi pour la lui enlever ; mais une nouvelle irritation vient
tout récemment de la faire disparaître : il n'est pas douteux que dans peu, le surnom qu'on avait donné
à cet homme, comme on avait donné à l'un des Scipion, celui de *Nasica*, lui sera de nouveau appli-
cable.

D'après cela, que penser des méthodes antiphlogistiques? ceux qui comptent des succès momentanés
par les applications réitérées des sangsues, doivent les attribuer à l'inflammation produite par cesané-
lides, qui réagit de la peau à la membrane du kyste, augmente momentanément sa vitalité et son ab-
sorption par conséquent ; mais la poche secrétoire existe, et l'irritation artificielle éteinte, l'exhalation
reprendra le dessus, et une nouvelle élévation se fera remarquer.

nature sous l'influence des remèdes surexcitans, et que la membrane
séreuse qui formait le kyste, avait alimenté la dégénescence. Mes confrères pensèrent d'un commun accord que je m'étais trompé, en 1816,
sur la diagnostic de cette tumeur. Je passai condamnation ouverte-
ment; mais tacitement, je croyais sincèrement à l'état pathologique
de la membrane accidentelle, dont on trouvait encore des traces.

Depuis 1817 jusqu'en 1829, j'ai pratiqué trente-huit opérations de
tumeurs enkystées (1). Par la dissection, aucune n'avait rien offert qui
pût me fortifier dans l'opinion que j'avais émise. Au mois d'octobre
1828, j'ai opéré le nommé Coiral de Lorlégie, commune de Bars,
d'une tumeur mobile, un peu sensible à la pression, avec injection
des vaisseaux capillaires. Ce kyste, du volume d'une petite noix, situé dans le tissu cellulaire de la paupière et de la joue du côté gauche, fut enlevé sans difficulté, et la plaie guérit le quinzième jour.

J'ouvre la tumeur en présence de MM. Joubert, Bayle et Margon-
tier, docteurs en médecine. Nous trouvons dans son intérieur une
matière ressemblant à du riz cuit un peu brunâtre, et une substance
dure, adhérente au kyste. Nous l'examinons attentivement, et nous
reconnaissons que cette excroissance bilobée est le résultat de petites
pullulations charnues qui tiennent à la membrane qui formait le kyste.
La partie à laquelle était implantée cette végétation était plus épaisse,
plus ferme, et adhérait fortement au tissu cellulaire qui lui corres-
pondait.

Il résulte de ce que je viens d'exposer en dernier lieu :

(1) Un jeune homme de Marmensengeas (Fanlac), que j'opérai en 1818, d'un kyste situé sur le milieu du sternum, a présenté dans son intérieur deux petites balles de fonte (dragée); il avait reçu
un coup de fusil en 1811.

Une femme avait une loupe enkystée au genou; elle fit une chute sur cette partie, et il survint
une inflammation vive, assez animée. La matière se fit une issue par un cautère établi depuis long-temps
à la jambe; elle guérit par l'enlèvement de la poche secrétoire.

Le nommé Piarouti, de Saint-Léon, portait un kyste énorme sur l'angle de la mâchoire inférieure,
et recouvrait une portion de la parotide et la partie postérieure et inférieure de l'oreille. En l'enlevant
il fallut des soins pour éviter la section du nerf trifacial.

Nous venons d'opérer d'une tumeur enkystée, située sur l'articulation scapulo-humérale, le nommé
Peyret, d'Aubas. Elle renfermait une matière athéromateuse. La membrane du kyste était très-dense
et fort épaisse.

1.º Que le mot loupe est une expression vague qui s'applique à des tumeurs enkystées et non enkystées, dont le plus grand nombre, le stéatome et le lipome, deviennent graves si on ne les détruit dans le principe.

2.º Qu'on ne doit pronostiquer, qu'avec réserve, sur les suites de ces sortes de tumeurs, parce qu'elles peuvent changer de nature, non-seulement par suite des manœuvres mal dirigées; mais encore par suite d'un état particulier de leurs membranes qui, ainsi qu'on l'observe dans le kyste de l'athérome, s'épaississent et même s'ossifient, ainsi que j'en ai fourni deux exemples à l'académie royale de médecine.

3.º Qu'enfin, lorsqu'à la mobilité, à l'insensibilité d'une tumeur qu'on suppose enkystée, on la voit changer de caractères physiques, qu'elle devient bosselée, sensible; lorsque les vaisseaux capillaires s'injectent, on peut présumer que la membrane intérieure ou les tissus qui en remplissent les fonctions, sont altérés, font des progrès, et finissent par envahir les parties primitives, pour former une maladie nouvelle plus complexe, plus grave, et même le cancer.

———————

L'opération de la fistule salivaire, produite par la lésion du canal de *sténon*, est toute française. *Barthélemy Saviard*, né à Marolles-sur-Seine, et maître chirurgien à l'Hôtel-Dieu de Paris, est le premier qui ait décrit une fistule salivaire, en lui donnant ce nom, et indiquant le procédé opératoire. (*Nouveau Recueil d'observations chirurgicales, pour* 1702.)

En 1732, c'est-à-dire trente ans après l'observation de Saviard, Cheselden (Guillaume) dit qu'il survient une fistule quand le conduit de sténon est ouvert, et qu'il faut alors percer la joue de *dehors* en *dedans*, puis employer tous les moyens possibles pour guérir la plaie extérieure. (*The anathomy of human Body. London,* 1732.)

Alexandre Monro, célèbre anatomiste anglais, et disciple de Cheselden, guérit une fistule salivaire, en perçant obliquement la joue d'arrière en avant avec une alène de cordonnier, et passant un fil de soie dans la plaie. *(Edimbourg, 1756.)*

Platner (Zacharie), chirurgien allemand, adopta ce procédé, et le recommanda de la manière la plus instante. *(Inst. chirurg. nationalis. Leipsick, 1758.)* Ce chirurgien rapporte un cas où il suffit de la pression pour guérir une plaie récente du canal de sténon.

Le troisième volume des Mémoires de l'Académie de chirurgie, contient la manière d'opérer de Duphénix, qui consiste à percer la joue avec un bistouri étroit, à introduire dans le fond de la plaie une petite canule tenue fixe au moyen d'un fil, et à provoquer une réunion immédiate extérieurement, à l'aide de plusieurs points de suture.

Au lieu de canule, J.-L. Petit se servait d'un morceau d'éponge préparée, et avait le soin de rendre l'ouverture intérieure plus grande que l'extérieure.

Morand substitue à l'éponge préparée un fil très-délié.

Langenbek conseille de disséquer la portion parotidienne du conduit de sténon, et de le faire pénétrer ensuite dans la bouche, au moyen d'une ouverture. *(Curt. Sprengel, hist. de la médecine, tome 8, page 404.)* On conçoit qu'en suivant ce procédé, il convient de ne guérir la plaie extérieure qu'après avoir eu la certitude que le canal ait contracté des adhérences avec les nouvelles parties qui l'entourent.

En 1815, Latta, médecin de Berlin, voulait qu'on perçât la joue, et qu'on introduisît une corde à boyau dans la portion parotidienne du canal. On sent d'avance quelles difficultés on a à surmonter en suivant un semblable procédé.

M. Boyer conseille, si la joue n'est pas divisée complétement, d'inciser le reste de son épaisseur, et, après avoir rendu ainsi la plaie pénétrante, de la réunir à l'extérieur, à l'aide de la suture entortillée. M. Delpech propose, dans ce cas, de déterminer une perte de substance à l'intérieur, parce qu'une simple division de tissus ou l'interposition des corps étrangers ne doivent pas inspirer assez de sécurité.

Enfin, pour terminer ce cadre bibliographique des fistules du conduit de sténon, je ne puis mieux faire que de transcrire ici ce qu'a

4

émis tout récemment le professeur Richerand, dans ses progrès ré-
cens de la chirurgie (*page* 37, § VI).

« Produites et entretenues par la perforation du canal excréteur
« de la glande parotide, les fistules salivaires de la joue ne guérissent
« jamais d'une manière plus prompte et plus sûre, que par l'établisse-
« ment d'une fistule interne, véritable conduit artificiel, entretenu
« par la présence d'un corps étranger dilatant. Deux de nos confrères,
« MM. Deguise, père, et Béclard, ont soumis à l'examen des mem-
« bres de l'Académie, plusieurs malades qu'ils ont traités et guéris sui-
« vant cette méthode ancienne, et par eux modifiée au moyen de l'ad-
« dition d'un procédé aussi nouveau qu'ingénieux. Au lieu de con-
« server la plaie extérieure, nos confrères percent obliquement la joue
« avec un petit trois-quarts à hydrocèle, qu'ils retirent pour intro-
« duire un fil de plomb au moyen duquel ils forment une anse, en
« le nouant sur lui-même. Cette anse, laissée au-dedans de la bouche,
« reste appliquée contre la face interne de la joue. Dans un cas par-
« ticulier, M. le professeur Béclard a sondé le canal de sténon, et
« a introduit dans son orifice buccal un long stylet d'argent flexible,
« très-mince à l'une de ses extrémités, et semblable à ceux dont on
« fait usage pour pénétrer dans les conduits lacrymaux, tandis que
« l'autre extrémité était taraudée, pour qu'on pût y visser le fil de
« plomb. Celui-ci fut ainsi conduit jusque vers la fistule, puis ramené
« dans la bouche au moyen du trou fait à la joue dans cet endroit,
« et noué sur lui-même, de manière à former une anse intérieure qui
« ne s'opposât point à la prompte cicatrisation de la fistule. »

A peine ai-je terminé cette note, que je lis dans la Revue médicale,
février 1828 (*page* 318), académie royale de médecine, section de
chirurgie, que M. Lisfranc indique une modification qu'il a apportée
au traitement de la grenouillette. Après avoir fait au sac une perte
de substance, il détruit tous les jours la cicatrice en passant un stylet
entre les lèvres de la plaie jusqu'à ce qu'il ait établi un trajet fistuleux
du sac avec l'intérieur de la bouche. Ne pourrait-on pas suivre ce procédé simple dans les lésions du canal de sténon, pour l'*établissement*
d'un conduit artificiel?

TUMEUR FIBRO-OSSEUSE, ENKYSTÉE,

Située dans l'épaisseur de la joue gauche; opération; lésion du conduit de sténon; fenêtre de deux lignes, pratiquée à la paroi de la bouche; réunion immédiate; rétablissement de l'ouverture buccale du canal salivaire lésé.

———

Le 25 novembre 1827, je fus consulté par un jeune homme de Fossemagne, canton de Périgueux, âgé de 25 ans, pour une tumeur dure, sphéroïde, volumineuse, qu'il portait à la joue gauche depuis 10 ans. Il ne pouvait rapporter son développement à aucune cause appréciable. La parotide du côté gauche était engorgée. Du reste, ce jeune homme, qui avait une prédominence remarquable du tissu graisseux de la face, ne se plaignait que de quelques douleurs aiguës de la partie malade. Fatigué autant par la difformité de sa figure que par la difficulté d'opérer le mécanisme de la mastication, il se décida à prendre les avis des gens de l'art. MM. Gally, de Périgueux, et Lapeyrière, d'Ajat, médecins, furent consultés. L'un d'eux avait prescrit les préparations d'iode en frictions et à l'intérieur. Ces moyens, mis en usage pendant deux mois, ne produisirent d'autre effet, qu'une chaleur dans la joue, une augmentation dans les élancemens et un sentiment pénible dans l'estomac. Quelque temps après, Coiral cessa tout remède et ne s'occupa plus que du soin de se débarrasser de cette tumeur, à l'aide de l'opération.

Elle fut décidée pour le 1.er octobre 1827.

MM. Joubert, Labrousse, médecins, et M. Requier, chirurgien major, y assistèrent.

La mobilité de la tumeur, la mollesse des tissus, semblaient nous promettre qu'à l'aide d'une seule incision labio-oriculaire et d'une dissection soignée, on détacherait facilement l'altération pathologique.

La division de la peau fut donc faite dans ce sens, un peu de bas en haut, afin d'éviter la division du grand zigomato-labial. Bien que deux aides écartassent les lambeaux au fur et à mesure que la section s'opérait, je fus contraint de pratiquer une incision droite partant du milieu de la première, à la branche de l'os maxillaire. Elle me donna une grande facilité pour la dissection des tissus profonds. Enfin, la tumeur fut enlevée en totalité. Les artères lésées, la faciale, quelques branches de la transverse et de la massétérine, furent liées facilement; mais à notre grand étonnement, nous remarquâmes au fond de la plaie un liquide filant, en tout semblable à la salive, qui ne se combinait pas avec le sang. Il n'y avait pas de doute que le conduit de sténon avait été ouvert. Quel parti prendre? Il fallait agir : disséquer le conduit à la manière de Langenbek, et faire pénétrer son extrémité dans la bouche, ou bien suivre la méthode de J.-L. Petit, étaient des moyens longs. Le malade, d'ailleurs très-fatigué, demandait qu'on terminât l'opération. Je pratiquai, à l'exemple des célèbres professeurs Boyer et Delpech, à l'aide d'une érigne et d'une paire de ciseaux courbes sur leur plat, une perte de substance de deux à trois lignes. L'endroit d'élection était marqué par l'extrémité du conduit. Je réunis les lambeaux à l'aide de quelques points de suture, j'appliquai quelques bourdonnets de charpie; je favorisai, au moyen de compresses graduées, placées au-devant de l'oreille et de la commissure des lèvres, la réunion immédiate en concentrant les parties de la joue, et terminai par l'application d'un bandage approprié.

Après le pansement, le malade rendit beaucoup de sang par la bouche. Il fut placé dans son lit et mis à la diète.

Pendant la nuit, Coiral ne fit que rejeter une salive sanguinolente; il ne put dormir que le matin.

La journée du 2 se passa assez bien. L'eau de guimauve chaude, dont il se servait pour passer par la bouche, entraînait quelques petits caillots de sang.

Le 3 au matin, on leva le premier appareil. La réunion s'était très-bien opérée. On le pansa comme la veille; on permit du bouillon. Enfin, après huit jours, Coiral se rendit chez lui parfaitement guéri.

On s'est assuré souvent si l'ouverture buccale, artificielle du canal était parfaitement établie.

Depuis un an que ce jeune homme a été opéré, il s'est très-bien porté ; la parotide n'a pas présenté le moindre engorgement ; on aperçoit seulement une cicatrice linéaire en T.

La pièce pathologique était enkystée, d'une texture dure, fibro-cartilagineuse et osseuse, ainsi qu'on a pu s'en convaincre par l'examen de la tumeur. La couleur nacrée, l'entrecroisement d'un tissu très-serré, homogène, l'espèce de cri qu'il fait entendre sous l'instrument qui le divise, le corps dur qu'on rencontre dans l'intérieur, l'espèce de douleur signalée, ne laissent aucun doute sur le caractère grave que présentait cette tumeur. Cette observation ainsi que la tumeur, ont été communiquées à l'académie royale de médecine de Paris, en 1828.

OBSERVATION

Sur un fongus cancéreux (tissu érectile) *de quinze ans de durée. — Opération pratiquée avec succès.*

Madame Castel, de Montignac, âgée de 54 ans, d'un tempérament irritable, avec assez d'embonpoint, mère de deux enfans dont un est mort des suites d'un ulcère scrophuleux au bras droit, fut atteinte, sans cause connue, il y a quinze ans, à la partie moyenne de la tempe gauche, d'une pullulation charnue qu'elle prit pour une verrue, et contre laquelle elle n'employa que des remèdes insignifians. Les parties circonvoisines devinrent rouges, douloureuses, et l'excroissance s'accrut d'une manière remarquable dans l'espace de cinq ans. La

malade cacha cette altération organique à ses parens et aux gens de
l'art, jusqu'à ce que, tourmentée par le mal et les conseils de quelques confidentes, elle se décida à prendre leurs avis. MM. Requier et
Boisséuil furent consultés; ces deux estimables confrères lui prescri-
virent des moyens très-propres à combattre l'affection qu'ils avaient
déjà caractérisée de cancer. Leurs moyens ne furent observés que
d'une manière très-imparfaite; aussi la tumeur augmentait sensiblement de volume. Des douleurs aiguës se firent sentir dans la plaie et
dans l'œil du même côté; il y eut de la fièvre, de l'insomnie, des
anxiétés, etc. Cette femme me fit appeler le 15 décembre 1823. Voici
dans quel état je la trouvai :

La tumeur occupait l'espace compris entre l'arcade sourcilière gauche, les tiers externes des paupières, l'os de la pommette, l'oreille, et
l'union du temporal aux os pariétal et coronal. (*Voyez la tumeur
représentée d'après nature.*) Elle décrivait un ovale allongé d'arrière
en avant; sa partie la plus élevée était lisse, et ses bords, assez épais,
étaient mamelonnés; le sommet de ces mamelons était blanchâtre et
consistant; le reste de la tumeur était rouge, mou, saignant, parais-
sant pourtant assez ferme, mais se déchirant au moindre froissement.
Les vaisseaux capillaires environnans étaient phlegmasiés, variqueux;
la joue engorgée. Des douleurs lancinantes se faisaient sentir, à des
intervalles rapprochés, dans toute l'étendue de la plaie, qui exhalait,
ainsi que les sueurs, une odeur *sui generis* insupportable. Enfin, un
engorgement considérable existait, depuis près de six mois, dans la
parotide gauche; et la malade disait ressentir un gonflement dans le
pharynx, qu'il était impossible d'apprécier, parce qu'elle ne pouvait
écarter les mâchoires. Le faciès était pâle-jaune, les conjonctives in-
jectées, la tête pesante. Les fonctions assimilatrices s'exécutaient malgré cela avec assez de régularité. Le pouls était fréquent, résistant
à la pression. Facultés intellectuelles dans le meilleur état; moral
abattu. Cette femme, dont le cœur était excellent, ne vivait plus avec
sa famille; elle s'était reléguée dans un endroit isolé où elle dévorait
ses peines et ses souffrances. Quelle horrible situation, dit le professeur Alibert, que celle qui rend une mère l'objet d'une répugnance

invincible pour ses enfans, qui la force à concentrer le plus délicieux sentiment de la vie, et à s'interdire désormais tous les témoignages extérieurs d'une tendresse si vivement sentie !....

D'après un pareil assemblage de maux, pouvais-je espérer d'entreprendre quelque chose d'utile? Je fis cesser de suite les applications d'un onguent de précipité rouge, dont on lui avait recommandé l'usage ; je le remplaçai par les cataplasmes de farine de graine de lin, de pain, et la décoction de quelques têtes de pavòts blancs. Je fis appliquer quinze sangsues sous l'angle maxillaire, correspondant à la tumeur, huit sur la parotide engorgée. Je prescrivis un régime doux, tiré principalement du règne végétal. La saignée locale procura un grand soulagement ; les douleurs lancinantes devinrent moins fréquentes, et les mâchoires parurent mieux s'écarter. Une seconde application de sangsues eut lieu, une troisième, enfin ; après quelques jours de ce traitement fort simple, le gonflement œsophagien et parotidien diminua d'une manière très-sensible. Enhardie par ce premier succès, Mme. Castel me demanda si on ne pourrait emporter la tumeur à l'aide de l'instrument tranchant. Elle m'assura qu'elle avait tout le courage que cette cruelle opération exigeait, et que si j'y voyais la moindre lueur d'espoir, la plus légère chance de succès, de tenter tout. La confiance de cette femme, cette énergie morale qu'elle semblait avoir perdue, et qu'elle recouvrait, le désir qu'elle avait de se voir délivrer d'une altération si dégoûtante, me firent réfléchir mùrement sur sa position.

Les quinze ans d'invasion, tous les simptômes d'un cancer bien dessinés, les difficultés du procédé opératoire, les maladies consécutives, tout se réunissait contre toute idée d'ablation. Cependant, lorsqu'on pensait que la maladie exerçait sans cesse de nouveaux ravages, que l'œil était sur le point de se perdre, il ne fallait pas temporiser pour prendre une décision si importante, puisque, deux ou trois mois plus tard, tout espoir d'opérer était nécessairement perdu, et peut-être même avant peu cette femme aurait-elle cessé de vivre. Je rassurai Mme. Castel, en lui disant que l'état de ses forces et surtout le courage qu'elle montrait, me décideraient à tenter une opération, si mes confrères réunis pensaient comme moi.

J'écrivis de suite à MM. les docteurs Sorbier, Labrousse, Bayle, Mérilhou, à M. Requier, chirurgien major, et à M. Dalbavie, chirurgien.

Il fut décidé que l'état de cette femme était des plus alarmans; que la mort était certaine si on ne tentait une opération; qu'on ne devait point différer de la pratiquer, parce que la maladie exerçant ses ravages principalement du côté de l'œil, il serait à craindre que dans un mois, cet organe qui était sain fût envahi, et ses fonctions anéanties; que d'après les symptômes observés, on ne pouvait point savoir si les os étaient altérés; que leur altération ne devait point arrêter, parce qu'après l'opération on viserait aux moyens d'en borner les progrès; que d'ailleurs les forces de la malade, l'énergie qu'elle déployait, étaient des motifs bien rassurans pour courir la chance d'une opération.

C'était bien le cas d'appliquer le fameux précepte de Celse :

Meliùs anceps experiri remedium quàm nullum.

Il fut donc décidé que l'opération aurait lieu le lendemain, 31 décembre, et qu'on ferait administrer ce soir à la malade un lavement émollient et demi-grain d'extrait aqueux d'opium.

L'appareil se composait de deux bistouris, un courbe et l'autre droit; de deux érignes doubles, de deux pinces à disséquer, d'un rasoir, de cautères actuels, de colophone, d'agaric de chêne, de fils cirés, de bourdonnets de charpie, de deux éponges, d'un vase plein d'eau tiède, et enfin de deux flacons, l'un d'acide acétique concentré, et l'autre d'ammoniaque.

Le 31 décembre la malade parut décidée plus que jamais. Elle se leva et s'assit près de son lit, vis-à-vis l'embrasure d'une croisée. La plaie fut lavée, et les cheveux du pourtour bien rasés.

Un aide tenait la tête de la patiente un peu penchée en arrière, et du côté opposé à la tumeur, tandis qu'un autre tenait ses bras sujets; un troisième me servait les instrumens nécessaires.

Je commençai par saisir avec une double érigne sa partie supérieure et antérieure, et je disséquai tout ce qui parut altéré des paupières. Je dirigeai ensuite une incision profonde au-dessus de la tempe; je comprenais dans la section quelques lignes des parties saines, je continuai en décrivant un arc de cercle; mais je fus contraint de m'arrêter pour détruire sous l'arcade zygomatique des chairs de très-mauvaise nature, et d'arrêter une hémorrhagie effrayante, fournie par l'artère temporale, à l'aide des cautères actuels; enfin, par une seule et dernière incision rapide, je détachai la tumeur dans sa totalité. Plusieurs artères donnaient beaucoup de sang; je jugeai qu'un bandage méthodique en arrêterait le cours : je plaçai un linge fénétré, imbibé d'une dissolution d'opium sur toute l'étendue de la plaie et sur les os à découvert. J'appliquai quelques plaques d'agaric et des plumasseaux de charpie, et terminai par un bandage médiocrement serré, le bonnet d'Hippocrate. La malade fut placée dans son lit la tête un peu élevée; elle ne perdit point connaissance; elle montra, pendant cette pénible et douloureuse opération, un courage vraiment stoïque. Dès ce moment elle fut mise à la diète absolue, ses pieds furent enveloppés d'un cataplasme émollient, et un grain d'extrait d'opium aqueux fut pris sur-le-champ.

État pathologique de la tumeur.

A l'exception des bords de la plaie, de sa base et d'une portion aponévrotique que nous avons trouvée assez bien conservée, le reste nous a présenté une masse homogène ressemblant parfaitement bien à la matière encéphalique, mais d'une texture plus ferme. Les os, après l'opération, ne nous ont point paru dans un état morbide.

Le 1.er janvier 1824, à cinq heures du matin, point de sommeil pendant la nuit, bouffées de chaleur, douleurs gravatives à la tête, pouls fréquent concentré, face animée, gonflement considérable des paupières. Prescription : saignée du bras, application de sangsues sur

5

le trajet des veines jugulaires; potion contenant quatre grains d'extrait de jusquiame blanche sur cinq onces d'eau distillée et une once de sirop de capillaire, à prendre, par cuillerée, d'heure en heure. L'appareil est humecté avec l'eau de graine de lin; petit lait pour boisson. La journée est tranquille; sueurs générales. Le pouls, le soir, est moins fréquent, plus souple et moins concentré; quelques heures de sommeil.

Le 2, au matin, la nuit a été agitée; la face n'est pas si animée, la peau est halitueuse. On renouvelle l'appareil jusqu'à la charpie. Un gonflement considérable se fait remarquer sur le côté de la tête, les paupières sont œdémateuses, un suintement puriforme a lieu au pourtour de la tête. La malade désire quelques alimens; continuation des mêmes moyens que la veille.

Le 3, à midi, le pouls est fréquent, la peau est douce au toucher, la malade peut se tenir assise sur son lit. Examen de la plaie : les chairs sont blafardes, parsemées de taches brunâtres; les os sont recouverts d'une matière puriforme filamenteuse. Pansement avec un linge fénétré recouvert de plumasseaux enduits de cérat opiacé; bandage peu serré. Diète, continuation du petit lait et des autres moyens. Les cataplasmes aux pieds sont supprimés et sont remplacés par un pédiluve chaque jour.

Le 4, le pansement n'a présenté rien de particulier; la malade est assez calme.

Le 5, sommeil pendant la nuit; le matin, élancemens dans la plaie; la suppuration est établie. Huit sangsues sont appliquées derrière l'oreille gauche; diète.

Le 6, la malade a dormi trois heures. Une phlyctène albumineuse s'élève de dessus les os; on aperçoit des bourgeons charnus de bonne nature qui s'élèvent du périoste. Appétence pour les alimens solides; semoule matin et soir.

Le 7, la malade a été agitée pendant la nuit; son sommeil a été interrompu par des songes effrayans. La plaie est douloureuse, le pouls est plus vite et la peau chaude. Seize sangsues sont appliquées

sur le pourtour de la plaie. Bouillon de veau, deux lavemens émol-
liens, limonade végétale, six gros de sirop de diacode, le soir.

Le 8, la malade a reposé, mais son sommeil n'a pas été calme; même prescription que la veille. Le soir, cataplasme émollient par-des-
sus la charpie.

Le 9, sommeil ; absence de toute douleur; pouls plus large, moins
fréquent; riz au gras le matin, pomme cuite le soir; même tisane
et même dose de sirop que le 8.

Le 10, la plaie est assez belle, assez animée. La joue correspon-
dante présente un groupe de vaisseaux capillaires sanguins, très-rou-
ges, qui se dissipent par suite de l'application de huit sangsues sur
cette partie; fomentation avec l'eau de guimauve. Du reste, même
prescription que le 9.

Le 11, la nuit a été bonne; point d'élancemens dans la plaie, qui
est belle. La malade se lève et se tient deux heures sur son fauteuil;
on la panse dans cette position; elle est gaie et proclame sa guérison
prochaine. Aux moyens prescrits la veille, on ajoute une once de pain
et quatre cuillerées de purée aux lentilles.

Le 12, la plaie est douloureuse et saignante, dix sangsues sont appliquées sur son pourtour, le pain est retranché.

Le 13, la nuit a été calme; point de fièvre.

Les 14, 15, 16, la plaie marche rapidement vers la cicatrisation ;
les os sont recouverts. La nourriture augmentée.

Le 17, ayant outre-passé les bornes prescrites, la malade a eu de
la fièvre ; le bord supérieur de la plaie a été douloureux, rouge,
saignant; riz au maigre matin et soir; dix sangsues sont appliquées
près du lieu douloureux; tisane de gomme émulsionnée. Continuation du cataplasme émollient sur la plaie, du sirop de diacode et des
bains de pieds.

Le 18, calme; la plaie marche à grands pas vers la cicatrisation.

Le 19, deux soupes grasses.

Le 20, rêvasseries pendant la nuit, picottemens dans la plaie, pouls
un peu concentré avec chaleur à la peau; face plus animée. Pres-

cription : six sangsues sont appliquées au voisinage de la plaie ; les pédiluves et le sirop d'opium sont continués.

Le 21, nuit tranquille; légumes.

Le 22, même état; végétaux frais.

Le 23, la malade se promène dans sa chambre; elle se plaint d'un sentiment de faiblesse d'estomac; du reste, la plaie et la tête vont bien.

Le 30, douleurs aiguës dans l'épigastre, vomissemens bilieux, la langue n'est point rouge; il existe de la fièvre, de la soif et des anxiétés. Diète; seize sangsues sur le creux de l'estomac; potion composée avec de la jusquiame blanche, prise par cuillerées; petit lait légèrement acidulé; fomentations émollientes sur le bas ventre. Le soir, les vomissemens ont cessé, l'estomac est toujours douloureux, la fièvre est moins forte; dix sangsues sont encore appliquées sur l'épigastre. Pendant la nuit, la malade vomit deux vers lombrics.

Le 31, absence de la fièvre et des douleurs gastriques; sueurs générales, une once d'huile de ricin le matin, deux bouillons gras dans le jour; la plaie est pâle.

Le 1.er février, la cicatrisation fait des progrès; on continue néanmoins les cataplasmes sur la plaie. Deux soupes dans la journée.

Les 2, 3, 4, la malade va bien; la nourriture est augmentée.

Le 10, elle mange une cotelette de mouton.

Le 15, malgré sa maigreur, elle va par un beau temps à la campagne (sur une ânesse).

Dès ce moment, la malade va assez bien; sa convalescence n'est interrompue que par quelques douleurs vagues de la tête qui ont aussitôt cédé à l'usage des saignées locales et la diète.

Le 24 février, la plaie est cicatrisée; tout son moyen médical est suspendu. La malade a repris ses occupations ordinaires. On doit dire pourtant que la cicatrice est raboteuse et endolorie en certains endroits.

Nous nous félicitions de cette cure, et nous en rapportions tout le succès au régime antiphlogistique, lorsqu'on vint nous dire, le 30 mars, qu'il s'élevait du milieu de la cicatrice une végétation qui nécessitait encore l'instrument tranchant. Mais cette fois-ci, quelque prodigues que nous fussions de sangsues, la plaie fit des progrès rapides en peu de jours : de petites granulations s'élevaient, et dans deux fois vingt-quatre heures s'étendaient, se réunissaient, et formaient par leur ensemble une seule plaie, qui était élevée, molle et saignante. Nous nous décidâmes une seconde fois à emporter cette végétation, qui avait déjà acquis la circonférence d'un écu de six francs. Je pratiquai donc une seconde opération, à l'aide de laquelle je découvris encore le temporal dans sa partie supérieure. Nous prescrivîmes la ciguë aux doses convenables, combinée avec l'aloès, quelques préparations martiales; nous purgeâmes la malade tous les dix ou douze jours, avec les pillules de Beloste; nous cautérisâmes la plaie fréquemment avec le nitrate d'argent fondu, et lorsqu'il devenait nécessaire de produire des escharres un peu profondes, on mettait en usage le beurre d'antimoine liquide. J'ouvris un cautère au bras gauche, et nous eûmes le plaisir de voir encore une fois notre chère malade en voie de guérison; mais cette fois-ci nous pouvons dire qu'elle est guérie, du moins elle le paraît, puisqu'elle ne souffre plus, qu'elle est fort gaie, qu'elle reprend de l'embonpoint et des couleurs, et que la cicatrice n'est point douloureuse ni raboteuse comme la première fois.

Nous avons recommandé à cette femme quelques moyens hygiéniques, l'usage des purgatifs, les applications fréquentes de sangsues à la tête et au col, la compression exacte de la cicatrice, des alimens sains, etc., si elle veut prévenir les cruelles rechutes auxquelles ces affections exposent.

En lisant avec attention cette observation, on remarque avec quelle promptitude les saignées locales, aidées de la diète, ont arrêté des complications qui ne pouvaient manquer d'éclater à la suite d'une dénudation si grande. On a observé aussi que plus ces saignées étaient rapprochées, plus aussi la cicatrice faisait de progrès. Mais quelles sont les causes d'une rechute si soudaine? à quoi attribuer le développement de ces petits tubercules qui se réunissaient dans deux fois vingt-quatre heures, et qui, dans l'espace de quelques jours, avaient déjà formé une plaie mamelonnée de la même nature que la première?

On doit, ce me semble, rapporter les causes de cette réapparition si brusque (1), à la diathèse cancéreuse dont la malade présentait tous les symptômes; et ce qui doit encore être pris en considération, c'est la grande quantité de sang que cette femme perdait par la plaie depuis quinze ans, et la quantité que cette même plaie employait pour sa nutrition et son accroissement, tout cela, dis-je, devait disposer le lieu qu'occupait cette masse à une fluxion qui s'opérerait à la moindre irritation développée, soit spontanément, soit par cause externe.

Il est convenable, ainsi que l'expérience le prouve chaque jour, d'adjoindre au traitement général, c'est-à-dire aux différens moyens proposés par nos devanciers, et de nos jours par MM. Récamier, Cayol, Bayle, Delpech, Léon Rouzet, ce puissant moyen, les saignées générales et locales, conseillées depuis long-temps par Boërrhave et son commentateur, Walsalva, Féaron, chirurgien de Londres, et M. le professeur Broussais, pour combattre avec quelque succès ces terribles maladies, contre lesquelles l'art échouait si souvent (2).

Si les cancers anciens réclament l'union de ces deux moyens dont nous avons parlé, ceux dont l'invasion est récente, et surtout secondaire, ne réclament le plus souvent que des moyens locaux. L'histoire de l'art nous offre de nombreux exemples de succès. M. le professeur Dubois opère tous les ans, à Paris, des centaines d'ulcères cancéreux à la face, qu'il guérit parfaitement bien par l'application de la pâte arsénicale de Rousselot. J'ai eu occasion de mettre en pratique ce procédé très-simple, et j'ai recueilli tout le fruit qu'on doit atten-

(1) Il est aussi essentiel, après avoir détruit tout symptôme d'irritation locale ou générale, lorsque la malade est en voie de convalescence, d'administrer les amers indigènes, et d'en venir peu à peu au quinquina, aux préparations martiales, etc. Cette conduite est relative, pourtant, à la constitution, à l'âge des individus, aux altérations plus ou moins profondes des fluides.

(2) En 1819, assisté de MM. les docteurs Blondy, Buisson et Labrousse, j'ai pratiqué l'extirpation d'un œil carcinomateux sur le fils du nommé Cacouane, colon à M. de Génis, ex-député de la Dordogne. Le malade était parfaitement guéri de la plaie orbitaire au bout d'un mois, et c'est faute d'avoir prévenu l'irritation consécutive du cerveau, par les saignées générales et locales, que ce jeune homme est mort deux mois après l'opération, d'une inflammation de cet organe.

dre d'une pareille application, toutes les fois que les conditions dont j'ai parlé plus haut se trouvaient réunies.

Quelquefois aussi des cautérisations fréquentes avec le nitrate d'argent fondu, arrêtent les progrès de ces sortes d'ulcères, surtout quand on a le soin d'enlever, avec le bistouri, toute la surface ulcérée. La domestique de M. le curé de Valojoux portait depuis dix-huit mois, à la lèvre inférieure, un ulcère consécutif, de 20 millimètres de circonférence, à bords durs, renversés; les douleurs lancinantes étaient si rapprochées, que cette femme vint me trouver pour se faire opérer. J'ébarbai la plaie, je cautérisai trois ou quatre fois avec la pierre infernale, et cette femme a été parfaitement guérie au bout de vingt jours.

Le docteur Lathoumetyje m'adressa, au mois de mars 1819, le nommé Damiac, de la Trémouille, commune de Bars. Cet homme, âgé de cinquante-huit ans, portait depuis six ans un cancer primitif à la partie moyenne de la lèvre supérieure. *(Voyez le dessein n.° 3.)*

M. Requier, chirurgien major, et moi, jugeâmes nécessaire d'emporter, à l'aide du bistouri, toute la portion de la lèvre malade, en la comprenant dans deux incisions en forme de V, et de réunir les deux lèvres de la plaie par quelques points de suture, comme dans l'opération du bec-de-lièvre. La réunion fut immédiate, et la guérison paraissait franche. Cependant, au mois de novembre de la même année, cet homme se présenta à nous avec un ulcère de même nature que le précédent, à côté de la cicatrice. Il fut convenu de lui ébarber la plaie, de la cautériser avec la pâte arsenicale de Rousselot, et de lui administrer, pendant deux mois, quelques purgatifs mercuriels. L'individu est parfaitement guéri. Je l'ai vu ces jours-ci, il m'a assuré avoir ressenti quelques douleurs lancinantes pendant trois ou quatre mois, même après la cicatrisation de la plaie.

Dans les opérations du genre de la première, on ne doit point trop insister sur les contre-indications, pourvu qu'il n'y ait aucune altération organique primitive ou secondaire au cancer. On doit opérer si les forces physiques et morales le permettent (1). De nombreux

(1) Lorsqu'on opère des sujets, surtout des femmes, qui n'espèrent rien de l'opération, lorsque sur-

exemples de succès, dans des cas désespérés, se pressent pour nous faire voir qu'on doit peser toutes les chances de réussite, avant d'abandonner les malades à l'agonie la plus affreuse, à une mort d'autant plus terrible, que les instans en sont calculés. C'est dans ces circonstances que le médecin doit être ferme; qu'il doit faire ressortir toutes les ressources de son art, et qu'il ne doit cesser d'être le même avant ou après l'opération, quelles qu'en soient les suites. Dans le cas d'un revers, qu'il ne pense trouver d'appui que dans sa conscience et dans les motifs qui l'ont déterminé à opérer; s'il réussit, mille bouches proclameront son savoir; mais qu'il jouisse en silence de son bienfait.

tout elles sont prévenues contre tous les moyens de l'art, combien de sagacité ne faut-il pas avoir pour détruire le fruit des préjugés! Combien alors la médecine morale est d'un grand secours!

Mad. de L....., femme très-irritable et très-sensible, portait, sur la paupière supérieure droite, un bouton qui présentait tous les caractères d'un cancer. MM. Buisson, Blondy et moi la décidâmes, non sans beaucoup de peine, à se faire opérer. Bien qu'elle fût parfaitement guérie, comme elle ressentait de temps en temps quelques éclairs douloureux dans l'endroit primitivement malade, elle croyait y avoir toujours la même affection. Ce n'a été qu'en employant tour à tour des remèdes doux, calmans; des paroles persuasives et de consolations, des moyens hygiéniques variés, que nous avons rendu cette intéressante dame à sa famille et à la société.

J'ai opéré en 1819, en présence de M. Mournaud, médecin, une pauvre femme de Beynaguet, nommée Caton, qui portait depuis huit à dix ans un carcinome énorme à la joue droite. Je l'opérai et la soignai pendant long-temps; elle serait guérie si elle eût voulu suivre le traitement prescrit, et si des commères ne lui eusssent dit sans cesse que ces sortes de plaies se renouvelaient toujours. Cette femme est morte en 1824, des suites de la misère et d'une maladie aiguë.

Nous avons trouvé dans sa tumeur, qui était polylobée, une infinité de petits vers. Une chienne mangea cette masse cancéreuse sans en être incommodée.

OBSERVATION

Sur une tumeur osseuse développée dans le tissu cellulaire cutané.
(Voyez le dessin, N.° 4).

Le nommé Etienne Delage, âgé de vingt-quatre ans, d'une taille ordinaire, d'un tempérament lymphatico-sanguin, domestique de M. Grand, avocat au Basti, commune de Thenon, portait depuis quatre ans, à la partie moyenne de la lèvre supérieure, une tumeur très-dure, ovoïde, bosselée, du volume d'un œuf de poule. Ce jeune homme avait, à différentes époques, pris les conseils de plusieurs médecins et chirurgiens du département, et tous avaient été d'avis de pratiquer l'opération du bec-de-lièvre, c'est-à-dire de détacher la tumeur dans sa totalité avec la portion de lèvre qui lui servait de base, et de réunir la plaie par quelques points de suture, etc. Delage avait constamment éludé cette opération, parce que, disait-il, les instrumens tranchans lui faisaient trop d'impression.

Le 25 décembre 1822, je fus consulté, et après avoir bien examiné cette tumeur, qui me parut d'une nature extraordinaire, je reconnus la possibilité de la détacher sans intéresser le muscle labial. L'opération fut exécutée, et le malade fut parfaitement guéri dans l'espace de quelques jours.

Par suite de l'inspection pathologique, je reconnus que la tumeur était osseuse ; le sommet était cartilagineux, et à quelques lignes plus bas il existait une couche de petits os très-durs, compactes, de formes cubique et conoïde, unis à l'aide d'un tissu semi-cartilagineux, dont l'ensemble imitait très-bien un pavé mosaïque (1).

(1) Si ce jeune homme n'eût pas été opéré, il est certain que la totalité de la tumeur aurait passé à l'état osseux ; le tissu intermédiaire était déjà cartilagineux, et d'après MM. Cruveilhier, Dupuytren, Pyorri et Bricheteau, cet état est le premier degré de l'ossification, ou du moins toute substance osseuse, avant d'être telle, doit avoir été membrane ou cartilage. M. Dupuytren vient d'opérer un individu d'un kyste à parois osseuses. *(Lancette française, septembre 1828).*

6

Cette singulière tumeur était composée de trois couches osseuses superposées, ce qui formait une collection de vingt-huit petits os, que je conserve.

Ce qui doit être curieux et digne de fixer l'attention du médecin physiologiste, c'est la dégénération osseuse du tissu cellulaire cutané développée sans cause connue et sans douleurs dans l'espace de quatre ans, et sur un sujet de vingt-quatre ans. L'histoire de l'art ne présente qu'un seul exemple de pareilles transformations osseuses de ce tissu (1); celui qui se trouve lié à des membranes ou à des organes secrétoires importans, tels que le péritoine, l'utérus, etc., ou bien celui qui ne le devient que par suite de l'altération d'un appareil d'organes avec lesquels il est en relation intime, en offrent quelques exemples dont deux sont rapportés par Grandchamp et M. le professeur Dupuytren.

OBSERVATION

Sur une substance cornée développée sur le dos de la main.
(Voyez le dessin, N.° 5.).

M. Servientis, ancien militaire, âgé de quatre-vingts ans, d'une taille avantageuse, conservant toute l'intégrité de ses facultés intellectuelles, fut atteint, sans cause appréciable, il y a quinze à seize ans, d'une démangeaison assez vive entre le premier et le deuxième os du métacarpe de la main droite, qui fut bientôt suivie d'un suintement d'une eau limpide qui prenait de la consistance par le contact de l'air. Il se développa, dans l'espace de cinq à six ans, une tumeur inorga-

(1) M. Cruveilhier, de Limoges, et professeur à la faculté de Paris, cite cette observation dans son traité d'anatomie pathologique.

nique formée par les couches superposées de la sécrétion anormale dermoïde. On provoqua la chute de cette matière durcie, qui laissa à découvert une plaie superficielle, saignante, contre laquelle on n'opposa que des fomentations émollientes.

Peu de temps après, une nouvelle croûte se forma, s'éleva par degrés, comme la première, sans occasioner de douleurs. Un an après, le malade s'aperçut que le sommet de cette élévation avait disparu, et qu'il avait été remplacé par un autre beaucoup plus dur, dont la base était intimement liée à la peau dans une circonférence de vingt-sept millimètres. Enfin, dans l'espace de huit à dix ans, cette tumeur s'accrut d'une manière remarquable. M. Servientis, fatigué de voir une pareille altération prendre sans cesse un développement plus considérable qui le gênait beaucoup dans son lit et pour s'habiller, résolut de s'en débarrasser.

Il me fit appeler le 1.er février 1826. Je reconnus la possibilité d'enlever cette substance cornée sans compromettre la santé de ce vieillard, parce que sa base était mobile, implantée dans le tissu cellulaire, et nullement adhérente aux parties sousjacentes.

Avant de l'opérer par un procédé très-simple, qui consistait dans une incision circulaire, j'invitai mes confrères à venir voir cette singulière excroissance en place. L'opération en fut faite, et le malade pansé convenablement. Nous n'avons nullement provoqué la cicatrisation de la plaie à l'aide de la charpie ou des dessiccatifs, parce que nous avons jugé qu'une longue suppuration était nécessaire.

Depuis ce moment, M. Servientis a pu se servir de sa main. La cicatrice de la plaie est très-avancée aujourd'hui, trentième jour depuis l'opération ; mais il se forme de nouvelles croûtes d'une matière visqueuse. Ce qui est singulier, et ce qui pourrait peut-être disposer la peau à une semblable sécrétion, c'est un changement qui s'est opéré depuis une dizaine d'années dans les fonctions de l'appareil gastro-pulmonaire de ce vieillard. Il s'écoule, soit par le nez, soit par l'expectoration et les selles, une matière filante, cristalline, ressemblant en tout à ces stalactites qu'on trouve dans les grottes, ou mieux à du blanc d'œuf qu'on laisserait tomber peu à peu.

Caractères physiques de la substance cornée. (Voyez le dessin, N.º 5.)

Grisâtre dans toute son étendue, elle a la forme conique, recourbée, ressemblant en quelque sorte au bec d'un oiseau de proie. Elle est triangulaire, et présente trois faces distinctes, un sommet et une base, et par conséquent trois bords. Les faces qu'on peut distinguer par les dénominations de dorsale, de palmaire et de digitale, sont traversées de bas en haut par des élévations et des sinuosités de peu de conséquence. La première est un peu déprimée vers son milieu; la seconde est convexe dans toute son étendue, et la troisième, concave, se perd comme les autres à mesure qu'elle approche de la pointe.

Les bords sont inégaux et n'offrent rien de particulier. La base est ovale, convexe, de cinquante millimètres de circonférence; elle est formée par une membrane très-épaisse, tapissée d'une très-grande quantité de vaisseaux sanguins. La partie qui correspond à l'intérieur de la corne est d'un blanc sale, et recouverte d'une infinité de petites granulations ressemblant à du suif, mais d'une consistance plus ferme, élastique, se boursouflant sur des charbons ardens et répandant une odeur très-forte de corne brûlée.

Le sommet est mousse; il était si aigu dans l'état naturel que le malade fut obligé de le rogner avec un canif pour ne pas s'exposer à déchirer ses vêtemens et à provoquer des douleurs.

L'intérieur de cette singulière excroissance est partout compacte, grisâtre, d'une dureté extrême.

Le mode de développement de cette excroissance, ses caractères physiques et organiques sont assez curieux. On n'y trouve pas d'analogie avec les cornes des animaux, qui se composent, d'après Malpighi, de plusieurs filets qui naissent par étages de toute la surface de la peau qui est sous la corne. Ces filets, soudés ensemble par une humeur visqueuse, forment autant de cornets de différentes hauteurs enchâssés les uns dans les autres. On peut satisfaire sa curiosité sur l'exactitude de ces faits, dit Valmon-de-Bomare, en examinant une

corne sciée longitudinalement que l'on a fait bouillir. Leur mode de
nutrition s'explique par les fonctions d'une membrane séreuse qui en
revêt l'intérieur depuis la base jusqu'au sommet. C'est cette membrane qui secrète la matière propre à la corne, et dont les matériaux
lui sont transmis par une espèce de moelle qu'on appelle, je crois,
cornichon. Celle qui nous occupe a cette membrane à la base; ses
fibres sont longitudinales et non circulaires, et la matière propre à
former le tissu corné, lui est transmise directement de la peau, par
une humeur qui déjà a des caractères propres à sa formation.

Quelques auteurs ont parlé de substances cornées qui s'étaient développées sur différentes parties du corps humain et même au front;
mais il ne faut que lire les détails de leurs observations pour établir
des différences entre celles que j'ai l'honneur de présenter. M. le professeur Alibert donne des exemples d'ichtiose cornée. Mais ces tubercules sont très-petits, sensibles, et tiennent à une affection générale
du système dermoïde. Mezerai et Valmon-de-Bomare rapportent un
cas qui aurait plus d'analogie avec le mien; mais il en diffère pourtant, ainsi qu'on va le voir.

« Un paysan, du pays du Maine, auquel il avait percé une corne
« *canelée* du côté droit de la tête, à l'âge de sept ans, prit la résolu-
« tion, afin de cacher son infirmité, de se réfugier dans un bois où
« il vécut jusqu'à l'âge de trente-cinq ans. *Il la coupait de temps en*
« *temps, et ressentait alors de grandes douleurs, ainsi que lorsqu'on*
« *la touchait.* Le maréchal de Lavardin, étant à la chasse, le fit pren-
« dre et le présenta à Henri IV. Ensuite il fut donné en spectacle à
« tout Paris. Cet homme, désespéré de se voir promener comme un
« ours, en périt de chagrin. »

On voit par ces détails que cette excroissance n'était réellement
pas une corne, puisqu'elle jouissait d'une grande sensibilité.

On voit encore, dans les cabinets de l'école, un dessin qui représente la tête d'une femme, qu'on a vue pendant long-temps à l'hospice de perfectionnement, et qui offre une altération de ce genre.

EXORBITISME DE L'OEIL GAUCHE

Qui reconnaît pour cause un kyste avec pili-mixtion; opération pratiquée avec succès. (Voyez le dessin, n.° 15).

MARIE PLANCHAT, de Lapradelie, commune de Rouffignac, âgée de quarante-six ans, d'une constitution délicate, ressentit, à l'époque de la puberté, sans cause connue, des douleurs crâniennes, profondes, continues, qui se rapportaient au front. Bientôt elles devinrent plus violentes. On leur opposa un régime tenu, quelques saignées générales, des révulsifs variés. Malgré ces modificateurs, les souffrances ne s'amendèrent nullement.

A dix-huit ans, l'évacuation mensuelle s'établit, et n'apporta aucun changement dans l'état de cette demoiselle. Ce ne fut que quelques mois après que les douleurs, qui, depuis sept ans, avaient occupé toute la partie antérieure du crâne, se concentrèrent sur le lobe gauche du cerveau. Depuis cette époque, l'œil de ce côté devint rouge et parut un peu plus saillant que l'autre. Cette procidence s'accrut d'une manière si rapide, que cet organe fut chassé entièrement de son orbite dans l'espace de quelques années. Déjeté en bas et en dedans, il fut facile de reconnaître la cause du déplacement, puisqu'on appréciait facilement une tumeur dure, ovoïde, à son côté supérieur et externe, qu'on croyait être la glande lacrymale dans un état squirreux.

Marie Planchat consulta plusieurs médecins oculistes, entr'autres le célèbre Guérin de Bordeaux. *Tous furent d'avis d'attendre une occasion favorable pour la ponction de l'œil.* Du reste les moyens pharmaceutiques et chirurgicaux furent peu de chose. Les douleurs prirent le type rémittent. Les nuits étaient très-fatigantes; il y avait bien des années que la malade n'avait pu jouir d'un sommeil réparateur, puisque, dès les premiers temps, les douleurs étaient atroces et continues, et qu'à présent, bien qu'elles fussent remittentes, elles ne permettaient guère plus de calme. La paupière ne pouvant recouvrir le globe de l'œil, la malade était obligée de mouiller la paume de sa main avec de la salive, et d'en recouvrir l'organe, ce qui devait le surexciter considérablement.

En 1822, j'avais été consulté sur l'état de cette demoiselle, et mon avis était : qu'on devait s'attacher à conserver l'œil, dont les fonctions n'étaient point absolument abolies, en opérant l'enlèvement de la tumeur anormale qui était l'unique cause des désordres; que l'opération, bien qu'elle fût d'une exécution difficile, devait réussir, en agissant en praticien sage et éclairé; qu'au surplus la malade n'avait à attendre de soulagement que dans cette tentative, tentative hardie sans doute, mais que justifiait la position fâcheuse de la patiente.

Près de sept ans se passèrent encore dans des souffrances cruelles; enfin, décidée par un état aussi critique, Marie Planchat vint se mettre, sans réserve, sous la sauvegarde de la médecine.

Parmi tant d'avis divers qu'on avait donnés à cette malade, tous devaient être pris en considération, parce qu'ils émanaient de gens de l'art respectables. Ceux qui avaient proposé la ponction se rangèrent du côté de ceux qui opinaient pour l'extraction totale des tissus sains ou morbides de l'orbite; peu s'étaient rangés de mon avis. Comment détacher, disaient-ils, un corps si volumineux, non-seulement du globe oculaire, mais encore de ses annexes et du sommet de l'orbite? qu'opposer à une hémorragie effrayante, si, d'un côté, l'inflammation locale et les autres désordres consécutifs, inséparables d'une dissection longue et pénible, vous interdisent toute compression, et de l'autre, comment ne pas craindre de laisser une partie de la tumeur, que tout annonce être à l'état squirreux, ou même de cancer occulte ulcéré, et qui devra indubitablement se reproduire avec des dehors plus redoutables?

Ces raisonnemens pleins de justesse me fatiguaient beaucoup. Plusieurs fois je convoquai mes honorables confrères pour leur représenter qu'on devait s'attacher à conserver un organe dont les fonctions

n'étaient pas totalement perdues; que l'honneur de l'art, notre conscience nous en faisaient un devoir; qu'on serait toujours à temps de
le sacrifier, si, pendant l'opération, on rencontrait des obstacles vé-
ritablement insurmontables.

Il était inutile de penser à enlever ce corps dur, volumineux, de
la cavité orbitaire en totalité. Borné de tous côtés par les os, la partie postérieure du globe, le nerf optique, les moteurs de l'œil, l'instrument ne pouvait être dirigé convenablement. Il fallait un morcel-
lement de la tumeur. Après l'avoir mise à découvert, on enfoncerait,
dans sa partie moyenne, un bistouri long, à lance tranchante des
deux côtés; après l'avoir ainsi divisée, on détacherait sa partie externe. De cette manière, l'opérateur agirait plus commodément pour
l'exécution du reste de l'opération, qui demanderait du temps et beaucoup d'attention. Si l'angle externe de la base orbitaire devenait un
obstacle à la dissection des tissus, il était facile d'aplanir cette difficulté, en l'enlevant à l'aide d'une petite scie convexe, analogue à celle
de [M. Bricheteau pour les ouvertures de poitrine. Les artères seraient
liées, immédiatement après leur lésion, avec des instrumens convenables. D'ailleurs, mille faits prouvent qu'un chirurgien ne doit pas
être hæmatophobe, et, qu'une hémorragie, lorsqu'on ne se propose
pas d'obtenir une réunion immédiate, n'est jamais à craindre, à moins
qu'elle ne soit fournie par des vaisseaux d'un fort calibre. N'avions-
nous pas en main la torsion qui m'avait réussi dans d'autres cas? et très-
certainement elle n'aurait pas manqué son effet dans la circonstance
actuelle, puisque nous n'avions affaire qu'à des artères moyennes.

Il fut donc arrêté que l'opération aurait lieu en trois temps : pendant le premier, on mettrait largement la tumeur à découvert, à l'aide
d'une incision qui s'étendrait depuis la commissure externe des paupières jusqu'au milieu de la tempe, et d'une séparation des deux
lambeaux, l'un en haut, formé par la peau, l'orbiculaire, le releveur
de la paupière supérieure, le cartilage taise, la conjonctive et le tissu
cellulaire intermédiaire; l'autre serait composé d'une partie de l'orbiculaire, de la conjonctive et d'une grande quantité de tissu lamineux.

Le second serait consacré à diviser, à morceler la tumeur, à déta-

cher sa partie externe et à enlever une partie de l'angle du frontal,
si cela devenait nécessaire.

Tout le troisième tendrait à séparer le reste de la tumeur du
globe oculaire, des différens muscles déjetés, probablement de ce côté,
du nerf optique, etc. Cette partie de l'opération était certainement
l'essentielle, la seule qui demandât beaucoup de ménagement, du sang-
froid et quelques connaissances en anatomie.

Le 29 août au matin, tout étant préparé pour l'opération, elle fut
exécutée en présence de MM. les docteurs Joubert, Labrousse, Bayle,
Boisseuil, Tybeyrand, Mérilhou, Loubignac, étudiant en médecine, etc.

Le premier temps de l'opération, c'est-à-dire découvrir largement
la tumeur et lier les artères nécessairement intéressées, fut fait en un
instant.

Le second offrit plus de difficultés : au lieu d'une tumeur solide,
nous fûmes très-étonnés de voir s'échapper, en plongeant l'instrument, une grande quantité de matière liée, sans odeur, parmi laquelle on remarquait des flocons plus épais et plus jaunes, enlacés
de poils roux et brillans, tous de la même grandeur. Nous séparâmes
avec beaucoup de difficultés la membrane accidentelle des os du fond
de l'orbite et des tissus sains; nous poussâmes la dissection jusqu'à
l'échancrure sphénoïdale, qui nous parut beaucoup plus large que
dans l'état normal; on voyait très-bien que la membrane du kyste se
réfléchissait jusques dans l'intérieur du crâne. Nous coupâmes, non
sans beaucoup de douleurs, tout ce qui se trouvait à portée du bistouri.
Après avoir épongé légèrement la plaie résultant d'une perte de substance si énorme, nous distinguâmes parfaitement bien le droit externe
de l'œil, une partie du grand oblique en bas, et le nerf optique sur
lequel se contournait l'artère ophthalmique que tous les assistans ont
vu battre. Pendant cet examen, il n'y eut point d'hémorragie gênante,
seulement la même matière que nous avions d'abord remarquée avec
les poils continuait à sortir par l'échancrure sus mentionnée; des injections d'eau mucilagineuse tiède furent pratiquées, par cette ouverture, dans le crâne; elles furent suivies d'une sortie prodigieuse
de cette même matière et de douleurs tellement fortes, que la pa-

7

tiente perdit un moment connaissance. De nouvelles injections furent encore poussées, avec beaucoup de ménagement, entre le cerveau et la base du crâne, qui favorisèrent de nouvelles sorties de matières caséeuses avec pili-mixtion. La glande lacrymale avait été chassée de l'orbite; la partie externe de cette cavité n'était tapissée par aucun tissu; les os, dans plusieurs points, parurent cariés. L'œil était boursouflé et paraissait ne plus faire partie d'un corps organisé. Nous nous dépêchâmes de recourir à un pansement convenable : une tente de charpie d'ouillette, enduite de cérat, fut introduite dans l'ouverture; des compresses, trempées dans une décoction émolliente chaude, furent appliquées sur les parties et maintenues par un bandage peu serré. La malade fut portée sur son lit; elle prit une once de sirop de diacode; des cataplasmes chauds furent appliqués aux pieds.

L'opérée ayant perdu beaucoup de sang, nous fûmes d'avis de n'avoir recours à aucune évacuation sanguine.

Quatre heures après l'opération, des douleurs profondes dans la tête et l'orbite se firent sentir, une hémorragie inquiétante se fit remarquer. Je laissai couler le sang pendant une heure, pensant que ces douleurs se calmeraient par cette émission sanguine. Elles s'accrurent, au contraire, et je fus contraint, par l'atrocité des douleurs, le désespoir de la malade, par le gonflement prodigieux des paupières et du globe de l'œil, de lever tout l'appareil et de laisser encore saigner. La malade eut une syncope, accompagnée de quelques mouvemens convulsifs dans les membres thoraciques et les muscles de la face. J'appliquai des compresses d'eau très-froide sur l'œil et recommandai qu'on les changeât d'heure en heure. Il sortait sans cesse de nouvelle matière, toujours avec des poils. La malade revint à elle, très-affaiblie; le sang coulait toujours, mais avec moins d'abondance. Pendant la nuit, l'opérée prit une position favorable, mais ne dormit pas, malgré l'administration de quelques gouttes de laudanum.

Le matin, 3o, j'eus la satisfaction de voir l'hémorragie arrêtée. Les douleurs cérébro-orbitaires étaient toujours violentes, le pouls de filiforme était devenu, dans l'espace de quelques heures, plein, dur.

Une saignée de pied fut pratiquée sur-le-champ. Une syncope avec convulsions se fit encore remarquer. Ayant repris l'usage de ses sens, la malade fut tenue assise sur son lit au moyen d'un large dossier, la tête penchée sur le côté affecté. Elle ne prit autre chose de la journée que quelques cuillerées d'eau de tilleul. Des fomentations furent faites sur les parties malades. Le soir, je lui appliquai un large cataplasme, composé de farine de semences de lin et d'une décoction de têtes de pavots blancs. On respecta les caillots qui s'étaient formés.

La nuit se passa sans tant de souffrances que la veille; mais le matin 31, le gonflement inflammatoire était porté encore à un très-haut degré; la conjonctive était brunâtre et dépassait de beaucoup la cornée, qui était elle-même épaissie et d'une couleur si cendrée, qu'elle ne permettait pas de distinguer la chambre antérieure de l'œil. Vingt sangsues furent appliquées à la tempe, et la partie recouverte d'un cataplasme. Quelques grains d'extrait de belladonne, en dissolution dans une eau distillée, furent pris dans la journée.

Le 1.ᵉʳ septembre, la conjonctive fut scarifiée; le sang coula assez abondamment. L'état général de la malade était le même que la veille. Diète, fomentations émollientes, calmans variés, lavemens.

Le 2, douleurs, chaleur dans l'estomac, envies de vomir, la langue est très-rouge, fièvre, peau brûlante; saignée du bras de quatre onces, dix sangsues sur l'épigastre. L'œil est dans le même état; point de diminution dans ce prodigieux gonflement. Boissons aqueuses, diète, fomentations *ut suprà*.

Le 3 et le 4, les douleurs paraissent être moins fortes, la suppuration commence à s'établir. On arrose les cataplasmes avec l'eau végéto-minérale.

Le 5, les douleurs sont plus violentes; la nuit est très-agitée. Vingt-six sangsues sont appliquées derrière l'oreille gauche et à la tempe. Les douleurs ne se calment point; le soir, tout le côté de la face est œdématié. Lavemens, cataplasmes *loco dolenti*; on tient les extrémités bien chaudes; potions sédatives variées.

Le 6, en enlevant l'appareil, le sang coule de l'orbite; un caillot énorme s'en détache, on y remarque toujours des poils. On rapproche les bords de la plaie, qui est énorme, au moyen de l'emplâtre agglutinatif. On recouvre encore le tout de cataplasmes rendus un peu résolutifs.

La suppuration devient abondante, l'inflammation de l'œil et des tissus environnans se calme; la sueur s'établit; le pouls devient large, souple. Continuation des boissons tempérantes.

Depuis cette époque, la convalescence n'a été traversée que par de légères affections irritatives, qui ont cédé soit aux saignées générales ou locales, soit à la thridace, aux diverses préparations d'opium, de belladonne ou de jusquiame en friction, ou à l'intérieur, soit à la diète la plus absolue. La suppuration a entraîné chaque jour des débris de membranes, des poils, du sang décomposé; elle a été d'une abondance si extraordinaire qu'on était obligé de panser la malade cinq ou six fois dans le jour.

Enfin, grâces aux ressources de l'art, tout fait présager une issue heureuse.

Aujourd'hui, 3o septembre, la malade commence à se lever, l'œil rentre dans sa cavité, les paupières le recouvrent, la suppuration continue; elle est bien liée, sans odeur et peu abondante. La nature a fait presque seule les frais de la réunion. En effet, son travail est admirable : chaque jour on voit les organes reprendre la place qu'ils avaient été forcé d'abandonner par la violence de la maladie. Le cartilage tarse inférieur qui était resté vingt-sept ou vingt-huit ans renversé, ne reprend que peu à peu son ancienne position; la vision s'opère, bien que la cornée transparente et l'humeur aqueuse ne soient pas dans leur état normal.

Le 25 octobre, Marie Planchat a pu se rendre chez elle.

Aujourd'hui, 1.er mars 183o., l'œil est très-beau; il se meut en tous sens. La malade distingue parfaitement bien les objets, et les nuits, qui avaient été agitées d'une manière si cruelle, sont calmes. Enfin, nous pouvons nous glorifier d'avoir obtenu un succès rare, qui doit faire honneur à l'art de guérir.

Le kyste sera dessiné et représenté avec Marie Planchat, telle qu'elle était avant l'opération. La membrane qui le forme est très-dense, épaisse, composée de fibres entrecroisées. La macération, pendant huit mois, n'a pu nous faire découvrir, comme dans les autres poches des kystes, de membranes multiples. Ici, elle était unique, ulcérée dans plusieurs points, et plus épaisse dans ces endroits; on remarque, à sa face interne, des poils, implantés seulement par une extrémité. *(Voyez le dessin.)*

On connaît un grand nombre d'observations qui prouvent que l'œil peut être chassé de son orbite sans perdre en rien de ses fonctions. Acrel, Brocklesby, White; MM. Scarpa, Demours, Beer, Weller son élève, rapportent différens cas de cette nature : les uns reconnaissent pour cause du déplacement, l'engorgement sanguin ou lymphatique des graisses du fond de l'orbite; les autres, des engorgemens des membranes du fond de l'œil; quelques-unes, des tumeurs développées dans les sinus maxillaires, des polypes, le cancer de la glande lacrymale, etc. Pellier observa aussi un abcès si volumineux, que l'œil se trouva chassé de la place ordinaire.

Mais qu'on ne confonde pas l'exorbitisme de l'œil de Marie, avec les cas qu'on a rapportés jusqu'ici. En leur supposant toute l'authenticité exigée en médecine, quelle apparence d'analogie y aurait-il?

Quant aux poils, il paraît qu'on en a trouvé partout, dans tous les organes.

M. Villermé a vu, à Poitiers, en 1808, un enfant de six à huit ans, tout couvert de poils, à l'exception des pieds et des mains. L'illustre Bichat avait observé un cas à peu près semblable.

Quelques cas morbides particuliers semblent disposer les parties à la naissance des poils. Le professeur Boyer, dont je me glorifie chaque jour d'avoir été l'élève, a vu une tumeur inflammatoire de la cuisse, se couvrir, dans peu de temps, de poils longs et nombreux.

On dit avoir trouvé des poils dans toutes les parties du corps, sur la langue, dans le pharynx, les intestins, le rectum, la vésicule du fiel (*Bichat*).

Voyez aussi les ouvrages de MM. Cruveilhier, page 181, et Meckel, page 126 et suivantes. Mais ce qui prouverait qu'on pourrait s'être trompé souvent, c'est le cas fourni par M. le professeur Delpech et recueilli par M. Boyer, chef de clinique à la faculté de. Montpellier :

Une femme, âgée de vingt-quatre ans, enceinte pour la deuxième fois, est tout à coup prise de douleurs vives dans la région de la vessie; elle éprouve de fréquentes envies d'uriner, et rend avec les urines des poils dont plusieurs sont chargés de concrétions salines. Elle accouche heureusement; mais les urines sont toujours les mêmes. Déjà son mari avait plusieurs fois essayé, avec un crochet introduit dans l'urètre, d'extraire de ces poils, et il y avait réussi. Il répète la même manœuvre, en présence de M. Delpech, avec un égal succès. Alors celui-ci soupçonnant la présence d'un calcul dans la vessie, fendit la partie supérieure du canal de l'urètre, et retira, en effet, un petit calcul avec plusieurs mèches de poils : des injections poussées dans la vessie, les font sortir encore; enfin, le doigt porté dans sa cavité en reconnaît d'autres, qu'on extrait avec une pince à pansement. Dès lors la malade va de mieux en mieux, et on la croyait guérie d'un kyste sous muqueux développé dans la vessie, lorsque deux mois après elle ressent de nouvelles douleurs, et rend encore des poils. On explore de nouveau la vessie, et on en retire un corps gros comme un œuf de poule, présentant, à l'une de ses extrémités un morceau de peau à laquelle étaient implantés des cheveux, et renfermant un os assez semblable à la pophyse zigomatique, et cet os présentait une alvéole dans laquelle était logée une petite dent mollaire, comparable, pour la grosseur, à celle d'un enfant de cinq ans. Ainsi, l'on acquit la preuve qu'il ne s'agissait pas réellement d'une *pili-mixtion*, maladie niée par beaucoup d'auteurs, mais bien d'un germe imparfaitement développé. (*Académie roy. de Méd.*, novembre 1827.)

COUP D'OEIL RAPIDE

SUR LES AFFECTIONS DE L'UTÉRUS (1).

———

Les maladies de l'utérus n'ont été bien connues que depuis le commencement du 19.ᵉ siècle. D'après un groupe de symptômes donné, qui signalait telle ou telle lésion de cet organe, on pouvait sans doute porter un jugement; mais combien ce jugement est plus solide lorsqu'il est basé sur des symptômes qui se rattachent essentiellement à l'affection plus ou moins redoutable qu'on a à combattre. Le médecin n'est point dans une perplexité continuelle, lorsqu'après avoir analysé les indices fournis par la séméiotique, l'analogie, l'anatomie pathologique, il confirme son diagnostic par l'examen des parties affectées. Il est impossible, dans l'état actuel de la science, de confondre d'autres états morbides du système abdominal, avec ceux de l'utérus. Le toucher, les sécrétions de différentes natures, qu'on pourrait prendre pour une matière purulente, leur odeur, etc., étaient, pour le praticien peu exercé, des indices incertains, et les documens fournis par la malade elle-même ne pouvaient guère conduire à un résultat satisfaisant. Voici un exemple qui fait voir jusqu'à quel point un médecin peut errer. Il n'est plus permis à présent, sans honte, de méconnaître des affections dont le génie est si facile à saisir.

Mad. L...., âgée de quarante-six ans, d'un tempérament lymphatico-sanguin, d'une taille élevée, d'une sensibilité physique et morale très-irritable, fut réglée à douze ans; mariée à seize, elle eut sept enfans.

(1) Ce mémoire est déjà bien veilli. Je le fais imprimer cependant, parce qu'il a reçu une distinction honorable de la part d'une société de médecine. M. le professeur Andral, qui voulut bien parcourir ces notes, m'adressa des paroles obligeantes qui m'ont encore plus décidé.

Depuis ses dernières couches, Mad. L.... a éprouvé, à la suite des menstrues, une perte lactiforme sans aucun dérangement notable dans sa santé.

A quarante-un ans, ses règles ont été irrégulières, précédées ou suivies de fluxions à la tête, d'odontalgies, de tintemens d'oreilles, etc.

A quarante-trois ans, Mad. L.... éprouva une perte utérine très-abondante, qui exigea six mois de soins hygiéniques les plus variés; malgré ces sages précautions, l'émission sanguine se renouvela et changea de nature. Au lieu d'un fluide vermeil, sans odeur, on remarqua une matière sanguiforme, qui affectait désagréablement l'odorat. Des douleurs lancinantes se firent sentir dans le vagin, l'utérus, et sympathisaient avec les reins et les aines. On négligea le toucher et les autres moyens d'exploration. Le mal fit des progrès rapides. On se décida enfin à adjoindre à M. Boisseuil, chirurgien, MM. Lassère et Sulpicy.

Ceux-ci prennent des renseignemens, prescrivent le toucher, enfin s'entourent de tout ce qui peut, en pareil cas, faire asseoir un diagnostic solide. Le chirurgien ordinaire annonça qu'il y avait prolapsus de matrice, que le col de cet organe, dans un état anormal extraordinaire, avait contracté des adhérences avec le vagin; qu'il était ridé, et qu'on appréciait parfaitement bien des ulcérations. L'état antérieur de la malade, la perte qui avait pris des caractères équivoques, les douleurs lancinantes, le résultat de l'investigation, le teint paille jaune, la fréquence du pouls, l'abattement du moral, décidèrent le conseil à prescrire un traitement purement palliatif, parce qu'il pensait que la matrice était profondément ulcérée par un cancer. Mad. L.... passa encore quelques mois dans un état à la fois souffrant et désespéré. Elle voulut bien m'adjoindre avec M. le docteur Lacombe, d'Hautefort, à une consultation, qui eut lieu le 9 octobre 1823. Après un examen attentif des parties, nous portâmes le même jugement que nos confrères. MM. Dupuytren et Lerminier furent consultés; leur traitement était basé sur les opiacés pris en injection par le rectum. Mad. L.... mourut le 29 décembre 1823. L'ouverture du cadavre nous fit voir que cette tumeur dure, ovoïde, bosselée, ayant une ouverture dans son centre, d'où s'écoulaient des matières purulentes en dernier lieu, et qui simulait si bien le col de la matrice squirreux, n'était autre chose que les parois du vagin dans cet état; que la matrice hyperthrophiée présentait près de son col une ulcération de dix-huit millimètres de circonférence. La partie supérieure du vagin, lardacée, était remplie d'ulcères profonds. Plusieurs muscles et la vessie se déchiraient à la moindre pression.

Cette observation démontre qu'il faut tout observer, et toucher de très-bonne heure les femmes qui ont des atteintes ou même des dispositions à de semblables affections.

Grâces aux travaux du professeur Récamier, les maladies de l'utérus sont mieux appréciées et mieux traitées par conséquent. L'usage bien dirigé des divers spéculum doit conduire à d'heureux résultats. Déjà plusieurs médecins, particulièrement M. Lisfranc, ont mis en usage cet ingénieux instrument, et on peut dire qu'il leur a été d'un secours précieux. Employé souvent et sans ménagement, ce puissant moyen d'investigation peut déterminer des complications et aggraver les cas plus ou moins redoutables. J'ai eu occasion de m'assurer par moi-même des effets de son application réitérée sur des personnes qui ont le vagin étroit, et la muqueuse qui le tapisse très-excitable. Il est hors de doute que le contact répété d'un corps dur, quelque poli, quelque graissé qu'il soit, doit augmenter la somme de la chaleur, et par suite celle de l'irritation. Déjà MM. Dupuytren et Lisfranc ont signalé les funestes effets des applications réitérées du spéculum uteri; c'est dans ce but aussi que je vais parler de cet instrument, dont l'usage est nouveau, de son introduction et des modifications qu'on lui a fait subir.

L'invention du spéculum uteri date du commencement du 16.e siècle. Sanctorius, né à Capo d'Istria, et médecin à Venise, est le premier, à ma connaissance, qui ait fait usage de cet instrument, qui était très-compliqué. Il le recommanda dans l'hydromètre (1), afin

---

(1) Nom qu'on donne à l'hydropisie de matrice.

d'ouvrir le museau de tanche, évacuer les eaux, et injecter des médicamens (1).

Celui de Garengeot est composé de trois lames, fixées par une charnière sur un anneau, de manière à permettre une dilatation considérable du vagin. Sa complication a fait renoncer à son usage.

La simplicité de celui de M. Récamier fait croire aisément qu'il n'a point imité, qu'il a créé. Son introduction est facile; et le métal dont il est fait (l'étain) ajoute, par la douceur de son poli, à sa perfection. Cependant il est des cas qui réclament, pour leur exploration, une autre forme que celle de notre ancien et respectable maître. Par exemple, ceux où le col offre une altération profonde de ses tissus avec augmentation dans son volume (2), le spéculum brisé est alors plus commode. Dans d'autres cas, l'état du vagin s'oppose quelquefois à l'introduction de ces deux spéculum, parce que leur extrémité utérine présente un rebord mousse, il est vrai, mais qui ne permet pas de franchir le plus léger obstacle sans douleurs. C'est aussi pour atteindre ce but que M. Dupuytren s'est servi d'un embout d'ébène que plus tard M. Lair a remplacé par un de gomme élastique. C'est alors qu'on y substitue celui dont j'ai fait usage souvent, et qui offre l'inappréciable avantage de parvenir au col de la matrice sans secousse comme sans douleurs. (*Voyez le dessin n.º* 11.)

Il est encore une autre modification que je crois avantageuse dans le cas où l'on est forcé d'employer ces sortes d'instrumens une ou deux fois le jour. Je crois devoir l'indiquer ici. L'observation de Mad. D... m'en a suggéré l'idée, et je me suis convaincu de ses avantages. Dans cette circonstance, j'ai pensé qu'en enveloppant le spéculum d'un fourreau très-doux, très-mince, enduit d'un mucilage ou de cérat, la membrane muqueuse supporterait mieux les passages répétés; j'ai pensé que les redingotes anglaises ou tubes de sûreté, dont

---

(1) Curt. Sprengel.

(2) MM. les professeurs Dupuytren et Dubois ont apporté deux modifications à cet instrument. Le premier y a fait ajouter une tige de cinq pouces qui s'élève à angle droit au-dessus de son ouverture la plus large. Cette tige forme le manche de l'instrument et sert à le tenir en place dans le vagin. Le second a fait pratiquer, à la partie supérieure de cet instrument, une échancrure pour rendre accessibles à la vue les fistules urinaires. (*Voyez le dessin n.º* 1.)

on se sert dans les maisons publiques., rempliraient le but que je
me proposais d'atteindre. J'en reçus de Paris, et ne tardai pas à m'ap-
plaudir de cette heureuse idée. Il n'est pas nécessaire de dire qu'après
avoir engaîné l'instrument, on tend assez fortement cette membrane
et on lui pratique une ouverture d'un diamètre moindre que celui de
l'extrémité utérine du spéculum. De cette manière, on surmonte facilement les difficultés qui se présentent lors de son introduction.

Je n'ai vu nulle part qu'on eut proposé un porte-sangsues pour
l'application de ces animaux dans les affections de l'utérus. Quelques cas pratiques m'ont porté à trouver un moyen à l'aide duquel
on pût placer des sangsues sur le museau de tanche ou dans tout autre partie du haut vagin. On sait avec quelle difficulté on pratique
cette légère opération dans les circonstances assez ordinaires, où une
perte quelconque se joint à un état inflammatoire. Combien de fois
n'ai-je pas vu ces animaux périr après avoir sucé de cette sanie icho-
reuse, ou s'irriter à un tel point par suite de son seul contact, que
leur application devenait longue, difficile, et fatigante par conséquent
pour la patiente et le médecin. Pour éviter ces inconvéniens, j'ai fait
construire un porte-sangsues. Il est d'une forme très-simple et relative au diamètre du spéculum dont on a fait choix. (*Voyez le dessin
qui le représente, n.° 13.*)

Les deux spéculum dont je me suis servi avec le plus de fruit, sont
ceux représentés aux n.ᵒˢ o et 11. Le premier, le spéculum brisé, per-
fectionné, qu'on pourrait appeler conique, présente le double avantage d'en mieux saisir les branches, et de le tenir long-temps fixé
avec la main gauche, sans fatigue, et franchit, sans difficulté, toute
la longueur du vagin; tandis qu'en faisant usage de celui de M. Guillon, on ne peut tenir cette position forcée des deux doigts indicateurs et le pouce, cinq à six minutes, sans éprouver de la gêne, de
l'engourdissement (1). On pourrait cependant s'en servir pour une
simple exploration; mais pour un pansement quelconque, pour des

____

(1) Voyez la planche de l'instrument, n.° 21, que m'a envoyé M. Grangeret, coutelier, rue des
Saints-Pères, pour celui de M. Guillon, que j'avais demandé.

injections, des cautérisations, etc., cela est impossible. Le doux renflement qu'on remarque vers le sommet du mien, facilite son introduction en effaçant les rides du plancher du vagin. Un défaut qu'on observe encore dans le spéculum brisé, c'est le trop grand écartement de ses cuillers. Les tissus du vagin s'y interposent, et sont meurtris par suite de la contraction des parties, si on ne ferme pas également les branches (1). C'est pour éviter cet inconvénient que j'ai rendu les bords supérieurs des cuillers un peu plus rentrans. De cette manière, on peut produire une ouverture plus ou moins grande sans risque de meurtrir le vagin, puisque, par suite de leur écartement, toutes les parties se trouvent soutenues.

Il est à regretter que M. le docteur Lair, qui a écrit, *ex-professo*, sur les ulcères, les ulcérations et engorgemens de l'utérus, n'ait pas mis ses lecteurs à même de connaître son spéculum qui réunit tant d'avantages. Il donne cependant très-bien tous les compartimens de deux de ses collègues. Pourquoi faut-il que son dessinateur n'ait pas bien saisi les caractères qui le distinguent! A Montignac, petite ville de trois à quatre mille âmes, je trouve des dessinateurs fidèles, et à Paris, où les beaux-arts sont cultivés avec tant d'ardeur, M. Lair n'a pu trouver un artiste ordinaire? En vérité, un pareil oubli n'est pas pardonnable. Combien sont à plaindre les médecins éloignés des grandes villes, peu favorisés de la fortune, qui cultivent passionnément le champ si vaste et si ingrat de la médecine!

Il me reste à parler encore de la sensibilité de l'utérus dans son état pathologique et normal, et des mouchetures.

Comme tous les autres organes, l'utérus jouit d'une sensibilité relative (2); qu'on touche une femme hors l'état de gestation et de

---

(1) M. Guillon vient de parer à cet inconvénient en faisant usage d'une planchette. *(Voyez le dessin n.° 9.)*

(2) Dans les cas assez nombreux d'anteversion, on introduit une sonde dans l'intérieur de l'utérus sans faire éprouver à la femme un sentiment très-pénible; mais pour bien apprécier la sensibilité des organes, il ne suffit pas de les observer dans leur état sain, mais bien aussi dans leur état morbide, et surtout dans les diverses périodes de leur désorganisation. Le passage de l'état normal à l'état inflammatoire est douloureux; de celui-ci à la chronicité, à l'induration, à l'épaississement, moindre; de cet état au squirre, insensible; du squirre au cancer, toujours très-douloureux. J'ai tort de dire tou-

maladie de cet organe , qu'on introduise le doigt dans son orifice, qu'on le presse en divers sens, il ne donnera pas de douleurs. Pendant l'accouchement son col se divise, et la femme n'en éprouve aucun sentiment pénible. Combien de fois n'ai-je pas vu cet organe en proie à des ulcérations profondes, chez des personnes sur l'âge de retour, qui ne se doutaient nullement de l'avoir malade. L'utérus, à cette époque, devient tout-à-fait passif; aussi peut-on le retrancher plus particulièrement après l'âge de quarante-cinq ans sans craindre de maladies consécutives. Je serais curieux de connaître l'âge des femmes qui ont fait le sujet des observations de Sauter, médecin du grand duc de Bade. Comme il avance que l'hémorragie n'est point à craindre dans les amputations de matrice, je suis persuadé qu'il a eu affaire à des femmes d'un âge avancé qui avaient éprouvé les troubles produits par le dernier effort d'un organe expirant. Je pense, avec M. Lallement, chirurgien en chef de la Salpétrière, qu'on commettrait une grande imprudence; on n'aurait pas suffisamment calculé les fonctions de l'utérus, les liens qui l'unissent, qui l'enchaînent avec tous ceux de l'économie; son influence sur le moral, si on pratiquait l'amputation de cet organe sur une jeune femme destinée encore à reproduire. Quelle digue opposer à un torrent de maux? L'opération du sarcocèle, l'amputation de la verge ont une influence bien moindre sur l'homme, parce que ces organes remplissent des fonctions moins tumultueuses (1).

M. Lisfranc qui ne pense pas du tout comme M. le docteur Lair, et qui a devers lui une pratique immense, a dit, plusieurs fois, que

jours, puisque Morgagny, épist. 30, art. 2, rapporte l'observation d'un cancer de l'estomac qui ne fit nullement éprouver de douleurs au malade jusqu'au moment où une prise de sel d'absinthe le réveilla. Léon Rouzet rapporte aussi avoir vu; à l'hôpital général de Montpellier, un énorme cancer de la vessie ne produire des douleurs et des accidens relatifs aux fonctions de l'organe affecté, que quelques jours avant la mort de l'individu. Ces douleurs n'annonçaient-elles pas le passage du squirre au cancer?

(1) Ce célèbre professeur, mon président en 1816, me dit, à l'occasion d'Osiander, de Zell, dans le Wurtemberg, l'un des ornemens de l'université de Gœttingue, que l'amputation de l'utérus était possible sur des femmes dont les menstrues avaient cessé.

l'excision de l'utérus est beaucoup moins douloureuse qu'on ne pour-rait le penser, et que ses affections morbides étaient le plus souvent bornées, c'est-à-dire qu'on pourrait retrancher la partie affectée à quelques lignes au-dessous du mal. M. Lair défie les médecins de lui prouver, pièces en main, ce qu'avance M. Lisfranc. C'est sans doute pour répondre à ce défi que ce savant et laborieux professeur a pré-senté, aux membres de l'Académie royale de médecine et de chirur-gie, séance du 13 mars, deux cols de l'utérus *bien cancéreux*. Les femmes, sur lesquelles ces opérations avaient été pratiquées, sont de-venues enceintes et ont heureusement accouché. L'une d'elles est à sa seconde couche. Ces faits, déjà très-nombreux et connus de tout le monde, recommandent assez le procédé de l'excision, dans les cas de cancer, et d'ulcères de mauvais caractères.

M. le professeur Récamier avait déjà avancé que la matrice ne sem-blait pas jouir d'une sensibilité proportionnée à celle d'autres or-ganes, lors de sa belle opération sur Mad. C...., qui devait avoir une au-tre issue, puisque le 1.er décembre 1825, c'est-à-dire quarante-six jours après l'amputation, la malade jouissait d'une santé parfaite, et le va-gin formait un cul-de-sac qui paraissait cicatrisé et sain. (*Revue mé-dicale, décembre* 1828.) Mais telle est quelquefois la fatalité attachée aux grandes opérations. MM. les professeurs Delpech et Richerand, ont vu périr aussi des opérés bien intéressans pour les fastes de l'art, et c'est précisément lorsque ce dernier entretenait l'Académie des sciences de ses succès, qu'il apprit la rechute funeste de son malade de Nemours, dont le courage stoïque méritait tout autre destinée.

Dans quelques circonstances, j'ai préféré les mouchetures à l'appli-cation des sangsues sur le col de l'utérus. Je puis même dire que j'en ai obtenu des effets marquans. C'est surtout dans les recrudescences des irritations chroniques, lorsque les vaisseaux capillaires devien-nent rouges, gorgés de sang, que ces incisions superficielles sont né-cessaires et préférables aux saignées locales par les sangsues, dont les piqûres irritent plus ou moins, et déterminent un appel d'humeurs plus considérable sur cet organe. On favorise l'émission sanguine, à l'aide des lotions aqueuses chaudes ; ou mieux en plongeant la malade dans un demi-bain légèrement mucilagineux. On recommande, afin de recevoir des douches sur le col de l'utérus, de tenir le tronc un peu obliquement, de fléchir les membres abdominaux, de porter la paume de la main droite sur la vulve, de presser assez fortement et d'opérer, sans cesser le point d'appui avec sa circonférence, des mouvemens d'élévation et d'abaissement qui favorisent l'entrée et la sortie d'une colonne d'eau dans le vagin.

La méthode de M. le docteur Lair est fatigante pour la patiente et le médecin. Les cataplasmes composés avec le cerfeuil et la carotte déterminent plutôt de la douleur que du calme ; l'expérience du moins semble le démontrer.

Je recommande les mouchetures sur le col de l'utérus, dans les cas indiqués, et sur les bords des ulcères ; la cicatrice s'en fait rapidement (1). Peut-être qu'un jour, dans quelques circonstances, serontelles préférées aux sangsues.

PREMIÈRE OBSERVATION. — 50 ANS ;

Tempérament sanguin ; irritation chronique du col de l'utérus, avec augmentation dans son volume ; bons effets des saignées locales.

Mad. D...., âgée de cinquante ans, d'une forte constitution, avec prédominence du système sanguin, mère d'un enfant bien portant, fut réglée à douze ans, et a joui de toutes les prérogatives de la santé jusqu'à l'âge de trente. A cette époque, Mad. D.... a éprouvé des douleurs sourdes dans l'hypogastre, les reins et les aines, qui furent bientôt suivies d'une perte en rouge très-abondante. Elle semblait avoir cédé aux moyens ordinaires, la diète, les tisanes acidulées et l'oxicrat.

(1) Voyez encore la dissertation du docteur Avenel ; on y verra avec quelle étonnante rapidité les plaies de l'utérus se cicatrisent.

en application sùr le haut des cuisses et le bas ventre; mais bientôt le pouls se concentra, les extrémités devinrent froides, une légère horripilation et une chaleur dans toute l'étendue de l'utérus annoncèrent une nouvelle métrorrhagie qui arriva effectivement avec une force épouvantable. Aux moyens ci-dessus, on adjoignit les lavemens d'eau froide, les sinapismes aux pieds, les ventouses sèches aux voisinages des mamelles, le coucher sur la paille fraîche et une position convenable. Après dix-sept jours d'alternatives d'espoir et de crainte, la perte s'arrêta peu à peu et fit place à un écoulement leuchorroïque que la malade conserva pendant cinq ans. Mad. D.... se remit lentement de cette première secousse. Les menstrues se rétablirent, et la santé la plus franche sembla succéder à cet état déplorable.

A quarante ans, nouvelle perte, moins abondante que la précédente, et combattue par des moyens réfrigérens et astringens.

A quarante-cinq ans, hémorragies utérines irrégulières, fréquentes, auxquelles succède toujours un écoulement leuchorroïforme qui cède momentanément à l'usage des eaux de Vichy.

A quarante-sept ans, la santé de Mad. D.... devient de nouveau chancelante. On oppose, avec juste raison, à un état très-pléthorique, qui est la cause prédisposante, dans ce cas, des hémorragies utérines, les saignées générales, qui arrêtent les symptômes d'effervescence inflammatoire et calment par conséquent l'utérus. La malade cependant y éprouve sans cesse une pesanteur et une douleur aiguë qui semblent lui faire croire à l'existence d'une ulcération ou d'un prolapsus. M. le docteur Lamaze désire que l'on me réunisse à lui pour explorer l'état des parties. Le jour en est fixé au 15 décembre 1826.

Voici quel était l'état de la malade à cette époque : Le faciès est altéré, la poitrine n'offre rien de remarquable; l'abdomen est un peu sensible dans les régions épigastrique et hypogastrique; prédominence du tissu cellulaire, en général lâche, pâle-jaune; le toucher fait reconnaître une irritation du plancher du vagin; le col de l'utérus est saillant, développé, sa partie supérieure surtout est boursouflée, sensible; en le circonscrivant avec le doigt, on y reconnaît un grand nombre de scissures assez profondes; l'orifice est assez béant pour

recevoir la pointe de l'organe qui l'explore; il est dur, bosselé. Pendant ces mesures d'investigation, si on opère des mouvemens d'élévation et d'abaissement sur le museau de tanche, la malade y ressent
de la chaleur et des douleurs aiguës. Le spéculum est introduit, et nous
confirme dans l'idée où nous étions, que le col de l'utérus, une partie de son fond, sont dans un état d'hiperthrophie ou d'inflammation
chronique, à l'état d'induration; sa rougeur et son développement
sont considérables. Ces scissures nous avaient disposés à l'idée de plaies
ulcéreuses; mais les propriétés physiques et chimiques de l'écoulement
avaient détruit en nous cette idée préconçue; l'application du spéculum nous a encore plus convaincus (1).

Nous prescrivîmes la diète lactée, l'application de dix sangsues sur
le col de l'utérus, un demi-bain et des douches, un cataplasme émollient sur le bas ventre, des lavemens adoucissans.

Le lendemain 16, plus de fréquences et d'anxiétés; le pourtour
des piqûres des sangsues est irrité. Même médication, les sangsues
exceptées.

Le 17, rougeur assez intense. Six mouchetures (2), bains, douches,
lavemens.

Le 18 et le 19, la chaleur, la rougeur et le gonflement semblent
diminuer. Nouvelles saignées locales comme ci-dessus.

Le 26, la malade se sent beaucoup mieux; elle commence à prendre des légumes et ne tarde pas à passer à une nourriture plus substantielle.

Un mois se passe dans une sécurité la plus parfaite, entretenue par
l'absence de toute chaleur, de toute douleur.

Malgré nos recommandations les plus expresses, Mad. D.... a né-
gligé les saignées locales à l'aide de l'instrument, les bains. La nourriture végétale ne lui a plus suffi; elle s'est adressée aux viandes les

(1) Il ne faut pas trop se fonder pour porter un jugement, au simple aspect des matières secrétées; il
convient de répéter les expériences de Schwilgné.

(2) Les mouchetures se pratiquent à l'aide d'une petite lame de bistouri, convexe sur son tranchant,
montée sur un manche en acier ou en bois, à peu près comme celui dont M. le docteur Colombat se
sert pour les cautérisations.

plus osmazommées. Aussi n'a-t-elle pas tardé à réclamer de nouveau nos soins.

Le 27 janvier 1827, le col de l'utérus était dans un état d'irritation évident. Une nouvelle perte s'était annoncée comme longue et forte, mais elle a cessé après vingt-quatre heures.

Mad. D.... a remis de nouveau nos conseils en vigueur. Nous y avions adjoint, ainsi que cela nous a réussi souvent, le laudanum de Rousseau, à la dose de 8, 12, 15, jusqu'à 18 gouttes dans un véhicule approprié, de deux onces seulement, pour être pris en lavement.

Après deux mois de ce traitement fort simple, Mad. D.... a fait usage des eaux et des bains sulfureux, qu'on sait être très-propres pour prévenir les troubles phlegmasiques muqueux.

Dans ce moment, c'est-à-dire plus de deux ans depuis son traitement, Mad. D.... habite sa maison de campagne, d'où elle nous exprime de temps en temps toute sa reconnaissance.

DEUXIÈME OBSERVATION. — 42 ANS ;

Tempérament lymphatique ; douleurs pelviennes ; col de l'utérus renflé ; pâle, luisant ; application de sangsues en petit nombre ; guérison.

Une femme de Lachapelle vint chez moi pour me consulter sur une affection chronique de l'utérus. Cette femme, âgée de quarante-deux ans, d'une constitution lymphatique, avait eu quatre enfans. Ses couches avaient été heureuses. Depuis l'âge de trente-sept ans jusqu'à quarante-deux, elle avait éprouvé des lassitudes, des nausées, des douleurs vagues dans les régions pelvienne et des reins. Elle avait mis en usage une foule de moyens (des vomitifs, des purgatifs, du safran de mars, etc.) pour combattre une leucorrée assez abondante qui l'épuisait.

L'application du spéculum nous fit voir le col de l'utérus hyper-

throphié (1), pâle-jaune, luisant. Si dans le cas précédent les mouchetures me parurent préférables à l'application des sangsues, ici elles
devenaient d'une nécessité indispensable, non pas pour procurer une
détente, mais au contraire pour animer l'organe. Je prescrivis à cette
femme une nourriture substantielle, réparante, des frictions sur toute
l'habitude du corps, quelques amers indigènes, l'exercice à pied, des
bains de vapeur aromatiques, et l'application de deux sangsues sur le
col utérin deux fois la semaine. Après trois mois de ce régime, cette
femme vint me trouver, et l'inspection des parties malades me fit
reconnaître que la matrice s'était avivée; son col n'était plus aussi
volumineux, il était d'une couleur rosacée tendre. La malade me dit
que les menstrues avaient apparu une fois, mais peu abondantes. Depuis cette époque, cette femme s'est très-bien portée; elle n'a plus eu
d'écoulemens en blanc.

J'ai retiré fréquemment des avantages marqués des applications des
sangsues sur le col de l'utérus, chez des femmes atteintes d'anciennes
aménhorrées et leucorrées. On ne peut guère prescrire ces moyens
chez des filles chlorotiques. Cependant, des sages-femmes prudentes
pourraient diriger l'emploi de ces moyens, sans blesser les mœurs.

TROISIÈME OBSERVATION. — 37 ANS ;

*Phlegmasie gastro-intestinale ; métrite ; ulcérations profondes du col
de l'utérus ; son excision ; causes de l'appareil général ; moyens
thérapeutiques variés ; mort.*

Mad. D...., âgée de trente-sept ans, d'un tempérament nerveux sanguin, fut réglée à quatorze ans. Mariée à dix-huit, elle eut une fille

---

(1) Cette expression est consacrée depuis long-temps pour désigner un accroissement excessif et
contre nature d'une des parties du corps ou du corps en général. Ainsi, hyperthophie est synonime
de corpulence, d'obésité, de polysarcie, etc.

qui fut livrée à une nourrice mercenaire, et qui a présenté, jusqu'à l'âge de douze ans, tous les caractères de l'affection strumeuse. Mad. D.... a traversé dix ans de mariage sans éprouver de chagrins violens ; mais bientôt affaiblie par tous les traits de la malignité d'un mari bourru et jaloux, Mad. D.... ne tarda pas à s'apercevoir ce que pouvait l'influence du moral sur le physique. La vie sédentaire, l'observation rigoureuse des préceptes de la religion, la concentration de ses peines, agirent d'une manière prononcée sur l'estomac et le cœur. Les digestions devinrent pénibles ; des éructations gazeuses et liquides, aigres, se faisaient sentir après les repas, ainsi qu'une sensation dans l'épigastre, que la malade comparait à une boule en rotation. Bientôt tous les symptômes d'une antéralgie se joignirent aux premiers ; le cœur ne resta pas muet : des palpitations fréquentes se firent sentir à la moindre contrariété, que le repos et quelques tasses d'infusion de mélisse, de fleurs d'oranger, calmaient momentanément. Une perte en blanc se fit remarquer pendant l'intervalle des menstrues ; quelques remèdes physiques semblèrent triompher de cet état de souffrances. Mais sans cesse affaiblie par de nouvelles atteintes, le moral reproduisait les troubles du cœur et de l'abdomen. Pendant trois ans, des alternatives de calme se firent remarquer ; enfin Mad. D.... tomba dans un état qui ne lui permit plus d'espérer. On combattit de nouveau les affections nerveuses et inflammatoires par des moyens appropriés ; la médecine morale ne fut point oubliée ; le mari fut prévenu des désordres graves qu'on observait chez sa femme. Pendant un an, Mad. D.... sembla jouir d'un calme, hélas ! bien trompeur ; elle nous manda, avec le docteur Lamaze, de Terrasson, pour examiner de nouveau sa position. Outre les atteintes profondes de la muqueuse gastro-intestinale, nous trouvâmes plusieurs ulcérations sur le col de l'utérus. La lèvre postérieure du museau de tanche avait été emportée par les frais de la suppuration. La lèvre antérieure couvrait l'orifice de la matrice ; il sortait de son intérieur une humeur sanio-muqueuse de mauvaise nature ; le pouls était petit, fébrile ; des éclairs douloureux, qui se faisaient sentir principalement le soir et la nuit, une perte continue fétide, une métrorrhagie à peu près mensuelle, l'état du moral, tout faisait pressentir un dénoûment funeste. Nous nous bornâmes à prescrire un régime tenu, doux, végétal ; un demi-bain chaque jour de deux heures, avec addition d'une pinte de forte décoction de racine de guimauve ; douches avec la main ; cautérisations légères avec le nitrate de mercure ; sangsues à l'anus pour combattre une inflammation des vaisseaux hémorrhoïdaux, etc.

A notre visite du 13 juin, nous trouvâmes la malade dans le même état, seulement il y avait eu plus de sommeil. Du reste, les douleurs lancinantes et l'ensemble des symptômes ne s'étaient que peu amendés. Après avoir observé pendant quelques mois ce régime médical, la malade, doublement fatiguée par la maladie et les remèdes, désira qu'on changeât le mode de traitement. Les cautérisations ne produisaient pas de douleurs, seulement un peu de chaleur qui disparaissait après les bains et les douches. Il était assez singulier de voir diminuer les ulcérations d'étendue, sans observer une diminution dans les douleurs, dans les sécrétions. Je provoquai une nouvelle consultation, afin de mieux connaître l'état des parties ; je présumai que l'intérieur de l'utérus était ulcéré. Mes prévisions furent changées en certitude : lorsque j'eus élevé la lèvre antérieure du museau de tanche, qui se trouvait appliquée, ainsi que je l'ai dit, sur l'orifice utérin, je proposai à mes confrères Lamaze et Loubignac de retrancher, à l'aide de l'instrument, une partie du col, afin qu'on pût apprécier très-exactement les désordres de l'organe. Cette opération fut faite avec facilité : je me servis, pour cet effet, d'un spéculum non brisé, du plus fort diamètre, maintenu en place par un aide ; je saisis de la main gauche, à l'aide d'une double érigne, la partie de l'utérus malade, et de l'autre je l'excisai au moyen d'une lame de couteau à cataracte de Richter, mais plus courte, fixée transversalement sur un manche assez long. Il s'écoula un demi-verre de sang au plus, et la malade n'en fut pas fatiguée. Je fis plusieurs injections avec l'eau de guimauve, et je maintins dans le vagin, à l'aide d'un bandage en T, un plumasseau de charpie enduit de cérat légèrement opiacé.

La malade fut replacée dans son lit ; les douleurs lancinantes ne furent ni si fortes, ni si rapprochées.

Le lendemain, nous examinâmes de nouveau les parties; on distinguait parfaitement bien deux plaies, l'une supérieure, animée; l'autre, plus pâle, taillée à pic, à bords saillans et inégaux, pénétrait dans l'intérieur de la matrice, qui était remplie d'une matière ressemblant à du riz cuit. A l'aide des injections que nous fîmes pénétrer au moyen d'une seringue droite à arrosoir, en gomme élastique, nous débarrassâmes entièrement cette cavité. Une légère hémorragie suivit de près ces moyens thérapeutiques. On put parfaitement distinguer une large ulcération, profonde, qui s'étendait sur presque toute la paroi utérine. Dès lors, instruit de l'impuissance de l'art dans ce cas, le mari me fit prier de voir seul la malade.

Etait-ce le cas de proposer l'amputation de l'utérus? La grande hauteur de cet organe, le mauvais état de la muqueuse abdominale et du moral, son âge, nous firent abandonner cette opération qui probablement aurait eu une issue funeste, et qui présentait en général des conditions peu favorables.

Je fis cesser les cautérisations; les applications de sangsues ne me parurent plus convenables. Voici le traitement journalier que la malade suivit pendant quatre mois.

1.° Le régime alimentaire était tout végétal et préparé, lorsque les circonstances le permettaient, au jus de viande; d'autre fois, lorsqu'on craignait une perte, ce qui était annoncé par des élancemens pelviens, profonds, des douleurs de reins, des ardeurs d'estomac, des anxiétés inexprimables, du froid aux extrémités, la rougeur des plaies, l'intumescence et l'exaltation de la sensibilité de la muqueuse vaginale, etc., on assujétissait la malade à la diète lactée; on pratiquait quelques scarifications sur le pourtour de l'utérus. On favorisait l'émission sanguine à l'aide des bains modérément chauds, les injections, et après, on en venait à l'application de quelques rubéfians sur l'épigastre, sur les côtés du bassin et au voisinage des mamelles. Lorsque je jugeais la vésication nécessaire, je me servais du taffetas vésicant de Baget, pharmacien, vieille rue du Temple, qui réunit le double avantage d'être préparé sans cantharides, et de pouvoir être

fixé sur telle ou telle partie du corps, sans bandage, ou bien de la
pommade du docteur Gondret (1).

La malade prenait très-exactement des lavemens de deux onces
d'eau mucilagineuse, et sept, huit, neuf, dix, jusqu'à vingt gouttes
de laudanum de Rousseau : rien ne la calmait comme ces médicamens. J'avais soin de changer les injections selon l'état de l'utérus.
Ainsi, lorsque la malade paraissait tranquille, j'essayais le chlorure
de soude : vingt ou trente gouttes sur un demi-verre de decoctum de
morelle ou de laitue, l'acétate de plomb, les eaux sulfureuses, afin
de favoriser la cicatrice des ulcérations intra-utérines. Des frictions
sèches et humides, légèrement aromatiques, étaient pratiquées sur
toute l'habitude du corps, particulièrement sur le rachis; j'entretenais
la liberté du ventre, tantôt avec le calomel, tantôt avec l'huile de
Palma-Christi récente. Ces doux purgatifs procuraient aussi un calme
notable. Enfin, à l'aide de tous ces moyens réunis, la malade a passé
deux mois dans un état qui aurait fait espérer, si on n'eût analysé la
maladie. Les ulcérations extérieures étaient presque fermées; celles de
l'intérieur ne donnaient plus autant de suppuration, l'odeur qui s'en
exhalait était moins forte, les jambes s'étaient désenflées, les douleurs
aiguës, lancinantes, que M. le professeur Dupuytren a si bien carac-
térisées par les expressions *éclairs douloureux*, étaient plus obscures
et moins rapprochées.

Une perte, qui dura trois jours avec abondance, vint détruire de
nouveau nos espérances pour ne plus se renouveler. Je laissai les
caillots sortir d'eux-mêmes par les seuls faits de la décomposition du
sang. La chaleur était forte, et par conséquent l'odeur aurait fatigué
la malade, si on n'eût employé les aspersions d'eau chlorurée, et si
on n'eût pratiqué des injections vaginales fréquentes.

(1) Cette pommade n'est pas assez généralement employée. Pour qu'elle produise l'effet désiré, il
faut de l'ammoniac à 25.° M. Gondret eut la bonté d'en envoyer un flacon à M. Conrad, ingénieur en
chef de la canalisation de la Vézère, préparée par M. Deyeux, qui produisit le meilleur effet. J'ai
eu occasion de m'en servir depuis, et jamais elle n'a démenti ses premiers succès. J'en ai fait composer
ici par un pharmacien de notre ville, et déjà MM. les docteurs Dupuy, de Sorges; Massénat, de
Brive, etc., se sont empressés de la prescrire dans des cas nombreux de leur pratique.

Depuis cette époque, la malade a été sans ressource. On avait diminué le volume des spéculums. C'est alors que les fourreaux dont j'ai parlé sont employés avec quelque avantage. On précipite deux traitemens l'un sur l'autre : le premier se composait d'une pommade avec le muriate d'or en friction sur les grandes lèvres, et l'autre avec les préparations d'iode (en injection et en friction). Tout s'évanouit devant un dédale affreux de symptômes mortels. Réduite au dernier degré du marasme, la malade voit sans peine approcher sa fin prochaine. L'ulcération du vagin fait des progrès rapides, les urines coulent involontairement, il s'établit des sympathies éloignées, les douleurs s'apaisent, le cœur bat avec violence, la raison s'affaiblit, une sueur froide s'empare de tout le corps; hallucinations des sens, la vie semble se rallumer, mort.

QUATRIÈME OBSERVATION.

Voici un cas qui démontre jusqu'à l'évidence par quels états de désorganisation l'utérus peut passer, sans nuire aux fonctions des organes éloignés :

La femme Peytavi, d'Aubas, âgée de cinquante-six ans, n'étant plus réglée depuis long-temps, éprouve, il y a dix ans, à la suite d'un mouvement brusque en arrière pour soulever un fardeau très-pesant, une douleur aiguë dans l'hypogastre, qui cesse après une saignée copieuse, des bains et des fomentations mucilagineuses. Peu de temps après cet accident, elle ressent un corps dur à la vulve, qui lui fait croire à l'existence d'une descente de matrice. Elle vaque malgré cela à ses travaux pendant six mois. Une perte sanguine se déclare et dure dix-huit mois. Je suis appelé : la malade est dans un état déplorable. Cependant, je réduis l'organe déplacé, et le maintiens en place à l'aide d'un pressaire en gomme élastique. La perte cesse dès cet instant, les forces se relèvent, et la femme Peytavi revient à ses occupations.

Un an après, le pressaire se corrompt; elle néglige d'en placer un autre. Dès lors, prolapsus, nouvelle perte; peu après chute complète de l'utérus; l'inflammation s'en empare, on ne la combat point; on néglige les moyens de réduction, la perte augmente, les forces s'épuisent, les jambes s'œdematisent; la matrice s'ulcère. A l'inflammation succède un état d'induration qui permet cependant à la malade de marcher. Des douleurs lancinantes ne tardent pas à se faire sentir; l'odeur de la suppuration fournie par la plaie, devient très-fétide. Enfin cette malheureuse, forcée de garder le lit, conserve de l'espoir. Les urines ne coulent plus, l'abdomen devient très-volumineux; après quatre jours de souffrances, les urines coulent brusquement et involontairement, et la malade paraît soulagée; les ulcérations deviennent profondes, et laissent par conséquent des élevures de différentes formes, que la malade prend plaisir à lier. Son mari étant tombé malade, je fus curieux de connaître l'état de cette malheureuse, qui était à charge à ses voisins et à elle-même. Voici quel était son état :

Masse énorme d'une nature cancéreuse, présentant des plaies excavées, à bords durs, inégaux; le col et l'orifice de l'organe sont assez conservés; il en découle souvent une humeur lactescente, répandant une odeur *sui generis*. La partie supérieure a contracté des adhérences avec le vagin. Lorsque les urines ont été supprimées, cela tenait à cette union. A l'aide d'une nouvelle inflammation et la suppuration, l'urine s'est fait jour dans l'intérieur de l'utérus, et elle n'a cessé de couler depuis par son orifice; plusieurs pistules stercorales s'étaient établies *(voyez le dessin et les notes n.° 8)*; enfin les désordres ne pouvaient être portés plus loin. Pour contenter la malade, nous lui liâmes, M. Joubert et moi, la presque totalité de l'utérus, ayant soin de provoquer la sortie des urines par une autre issue. Cet organe tomba après vingt jours, par suite de l'application de trois ligatures. La plaie résultant de cette ablation se cicatrisa, les urines coulaient goutte à goutte à l'aide d'une sonde d'argent, les selles étaient moins

10

fréquentes, et la malade pouvait se mettre sur le bassin. Cette malheureuse a vécu six mois dans cet état; enfin une leucophlegmatie, avec ascite, et des désordres innombrables à l'anus et à la vessie, mirent un terme à tant de souffrances.

La nécropsie ne fut point faite parce qu'on ne nous prévint pas à temps.

Nous n'avions lié la matrice qu'aux sollicitations de la malade. Il était évident qu'on ne pouvait rien espérer d'une semblable opération, à cette époque. Mais si la malade a supporté, sans beaucoup de douleurs, l'excision par la ligature de la totalité de l'organe, si elle a traîné sa misérable existence six mois après, que ne peut-on pas espérer d'une semblable opération pratiquée chez des sujets qui réuniraient quelques chances de succès? Il n'y a eu ici ni symptômes d'aveuglement ni désordres inflammatoires locaux; seulement le jour de l'application des ligatures, la malade ressentait quelques élancemens qui cédaient aux fomentations émollientes et légèrement opiacées. Cependant, on a vu, dans l'observation fournie par M. le professeur Récamier, combien il a fallu de soins pour calmer les vomissemens, les coliques, résultant des ligatures. On a été obligé deux fois de desserrer les liens pour éviter des désordres mortels. Ici tout s'est passé avec calme, cependant les tissus coupés n'étaient pas dans un état squirreux. La cicatrice opérée, les douleurs qui suivaient l'application des fils cirés, les caractères tirés des parties retranchées prouvaient assez que le cancer était borné à quelques lignes plus bas, ainsi que la dissection de la pièce pathologique nous l'a démontré.

Je n'ai eu d'autre but, en rapportant cette observation, que de tâcher de démontrer combien on doit se hâter d'amputer l'utérus toutes les fois qu'il n'y a d'autre chance de salut que dans l'opération.

D'après le peu que je viens d'exposer, et d'après ce que j'ai lu nouvellement sur les affections de l'utérus, il résulterait :

1.° Qu'on doit être réservé sur l'emploi des divers spéculum ;

2.° Qu'on doit l'être aussi sur l'emploi des sangsues sur le col de l'utérus, dans les cas de molimen hémorragique, et lorsqu'on a à redouter les suites d'une perte abondante;

3.° Que dans le dernier cas, ainsi que je pourrais en fournir d'autres exemples, les saignées locales, à l'aide de la lancette, sont préférables ;

4.° Qu'on doit recourir aux saignées locales, par les sangsues, sur le col de l'utérus, dans les cas nombreux où cet organe est languissant ; ce qui est annoncé par le cortége ordinaire des affections anémiques ;

5.° Qu'enfin, on peut se permettre, après l'âge de retour, d'exciser une partie, ou de totalité de la matrice, toutes les fois que les moyens connus ne présentent aucune garantie.

De toutes les observations qu'on vient de lire, les plus remarquables sont, sans contredit, celles de la femme Castel et de Marie Planchat. L'une et l'autre jouissant encore aujourd'hui, 1.er mai 1830, de toute la plénitude de la santé, étaient atteintes d'affections très-graves, qui nécessitaient des moyens vigoureux et beaucoup de persévérance (1). L'histoire de l'art offre peu d'exemples de semblables succès. Je ne sais si je me trompe (l'erreur d'ailleurs serait pardonnable), mais de tous les traités, *ex-professo*, sur les maladies des yeux, que j'ai consultés, ceux de pathologie générale, je n'ai rien trouvé d'analogue au cas offert par Marie. Qu'on considère, en effet, tant de désordres épouvantables : l'œil et la glande lacrymale chassés de leur place pendant plus de vingt-cinq ans ; les nerfs, les muscles, fortement distendus ; la paupière inférieure renversée et écrasée sous le poids du globe de l'œil ; l'écartement anormal de l'échancrure sphénoïdale, la dégénérescence de la conjonctive, l'imminence d'une congestion cérébrale, le mode de traitement adopté, les injections poussées à différentes reprises jusque dans le crâne, la matière encephaloïde ramollie avec pili-mixtion, la membrane du kyste, qui s'étendait jusqu'au cerveau, et dont la structure semblerait la faire dépendre d'un prolongement de la dure-mère, forment autant de grandes dif-

(1) Mad. Castel tient dans ce moment un restaurant à Montignac, et Marie est fille de chambre de Mad. de Lapradelie.

ficultés, dont l'art a triomphé avec un plein succès, et qui en recule les bornes !

Etranger à toute espèce d'ambition, à tout esprit de système, ne demandant d'autre récompense, d'autre marque d'encouragement que l'indulgente bienveillance de mes confrères, j'ai écrit uniquement pour mon fils, pour ma famille et quelques amis. Peut-être suis-je resté au-dessous de la simplicité ; cela se peut. Cependant le descriptif médical n'entraîne pas à sa suite une grande pompe de style. En tout cas, j'ai vu, j'ai observé, j'ai écrit, j'ai opéré consciencieusement dans une petite ville du Périgord. J'ai fait ce que j'ai pu, *advienne ce qui pourra.*

Je ne terminerai pas sans adresser des remerciemens à Mad. Requier, à MM. Edouard Requier, élève de l'école polytechnique; Henri, directeur du chemin de fer de Rouanne à Audrezieux; Deguercy, attaché au canal du duc de Bordeaux, pour les soins qu'ils ont mis à représenter des cas d'anatomie pathologique repoussans et minutieux. J'en dois également à mes confrères de Montignac et des environs ; mais plus particulièrement à M. le docteur Joubert, qui m'a aidé, non-seulement de son expérience, mais encore qui m'a suppléé dans plusieurs circonstances difficiles.

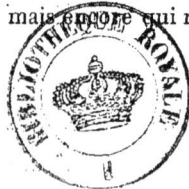

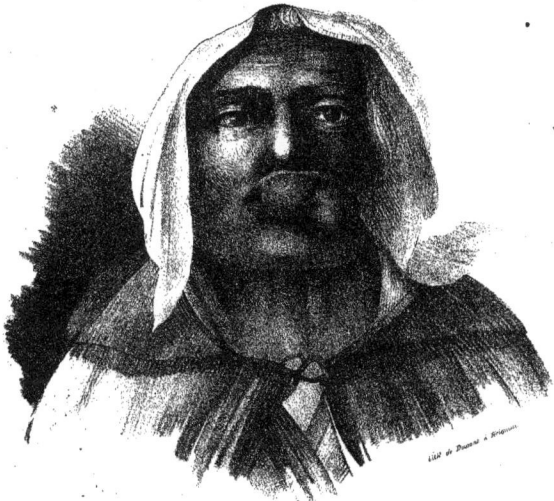

Tumeur fibreuse enkistée.

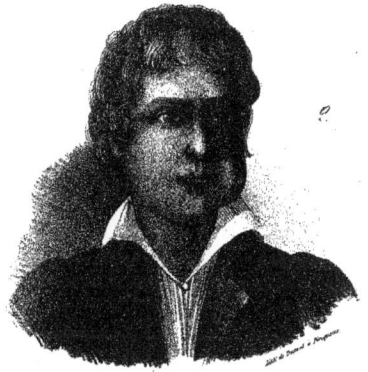

Tumeur osseuse.

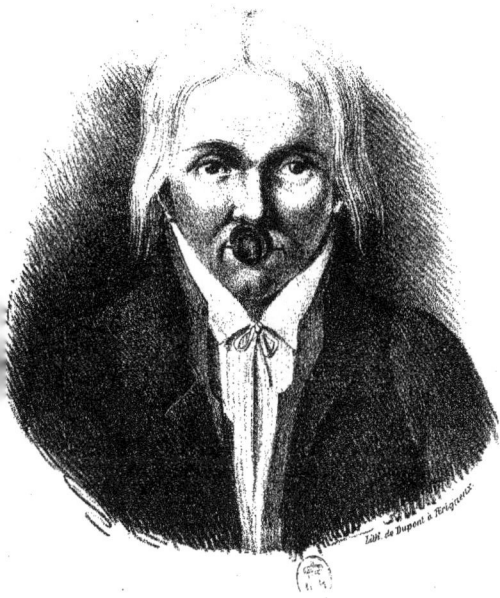

Cancer primitif de la levre supérieure.

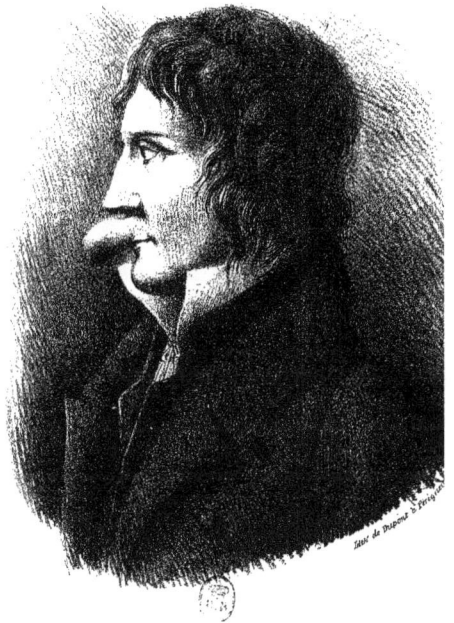

Tumeur fibro-osseuse.

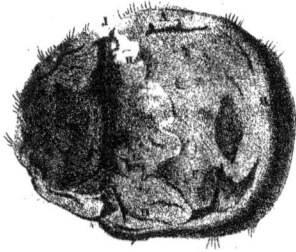

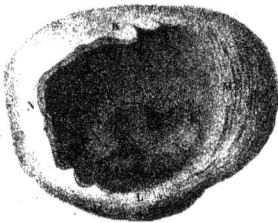

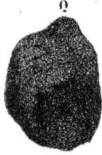

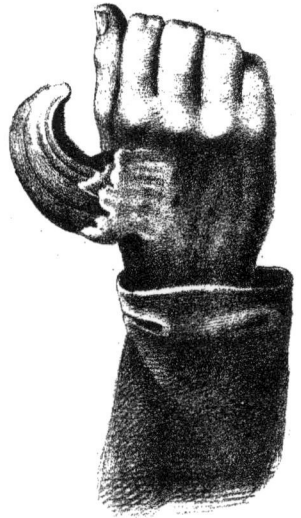

A.B.C.D. _Base de la tumeur 110 millimètres de circonférence._
E.F.G.H. _Vaisseaux anévrysmatiques et clapiers veineux._
I. _Section pratiquée à la tumeur pour reconnaître son état pathologique._
KL MN _Sommet du sarcome ulcéré et gangrené._
Q _Partie de la tumeur qui a été dissiquée du fond de la plaie, après la première section._

Lith. de Dupont à l'arquebuse.

Substance Cornéel.

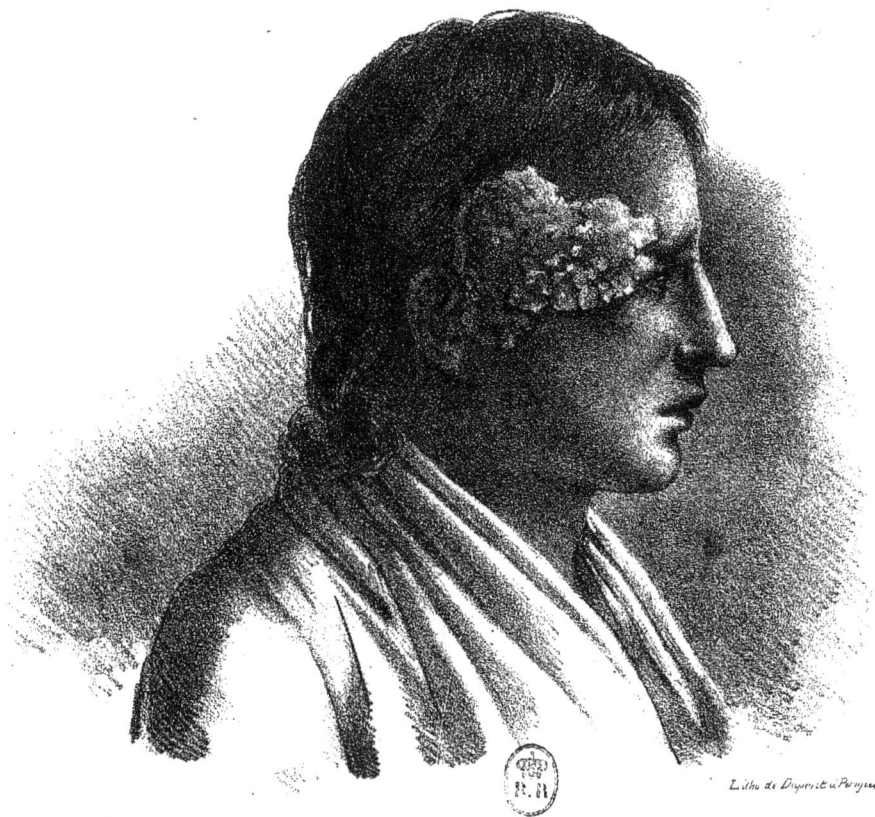

*Fongus Cancéreux de 16 ans de durée ; opération
pratiqué avec succès.*

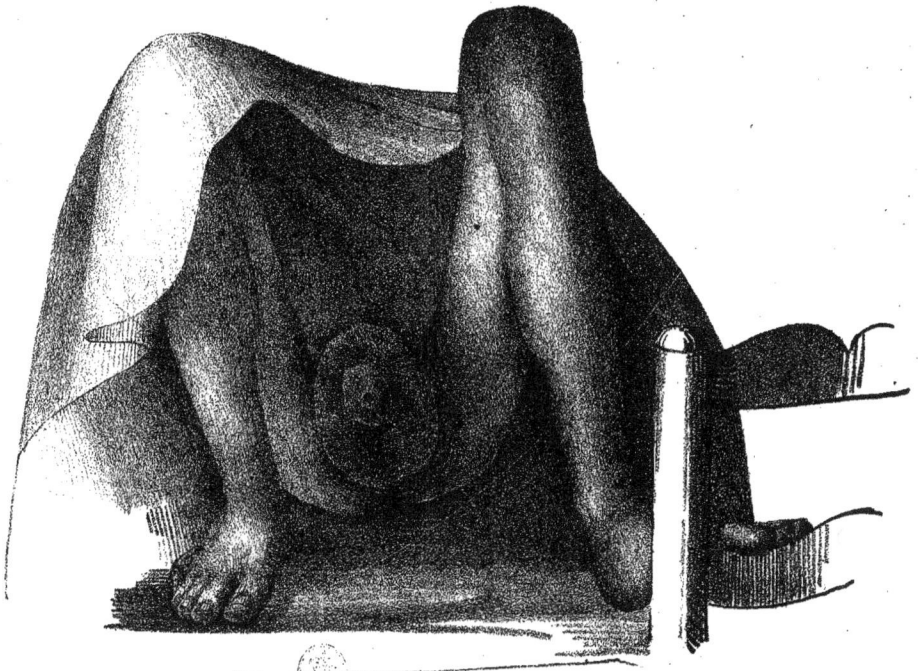

Chute de l'utérus; squirrhe; ulcérations; fistules utéro-vésicales et recto-périnéales; amputation de l'organe...

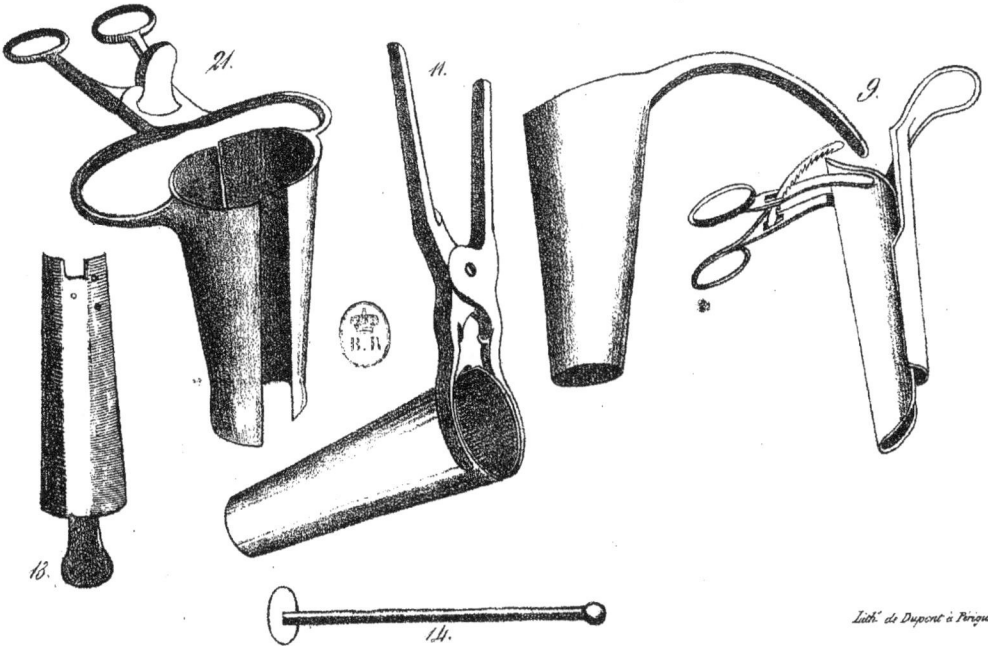

13 et 14 porte-sangsue et refouloir.

Lith. de Dupont à Périgueux

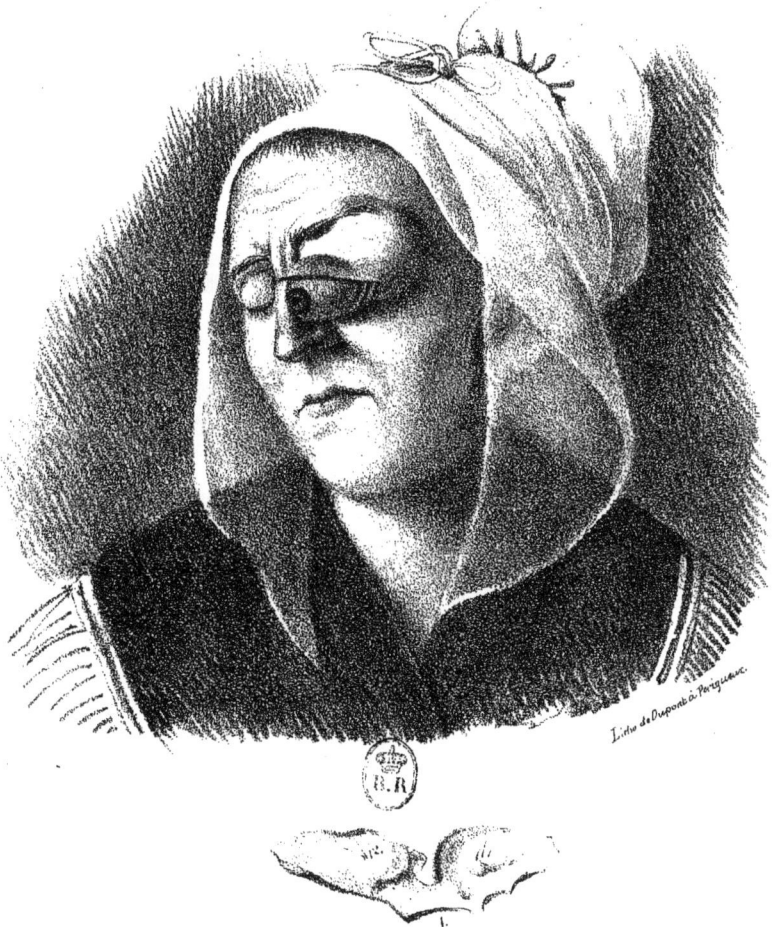

Exorbitisme de l'œil Gauche qui reconnait
pour cause un kiste avec pili-mixtion

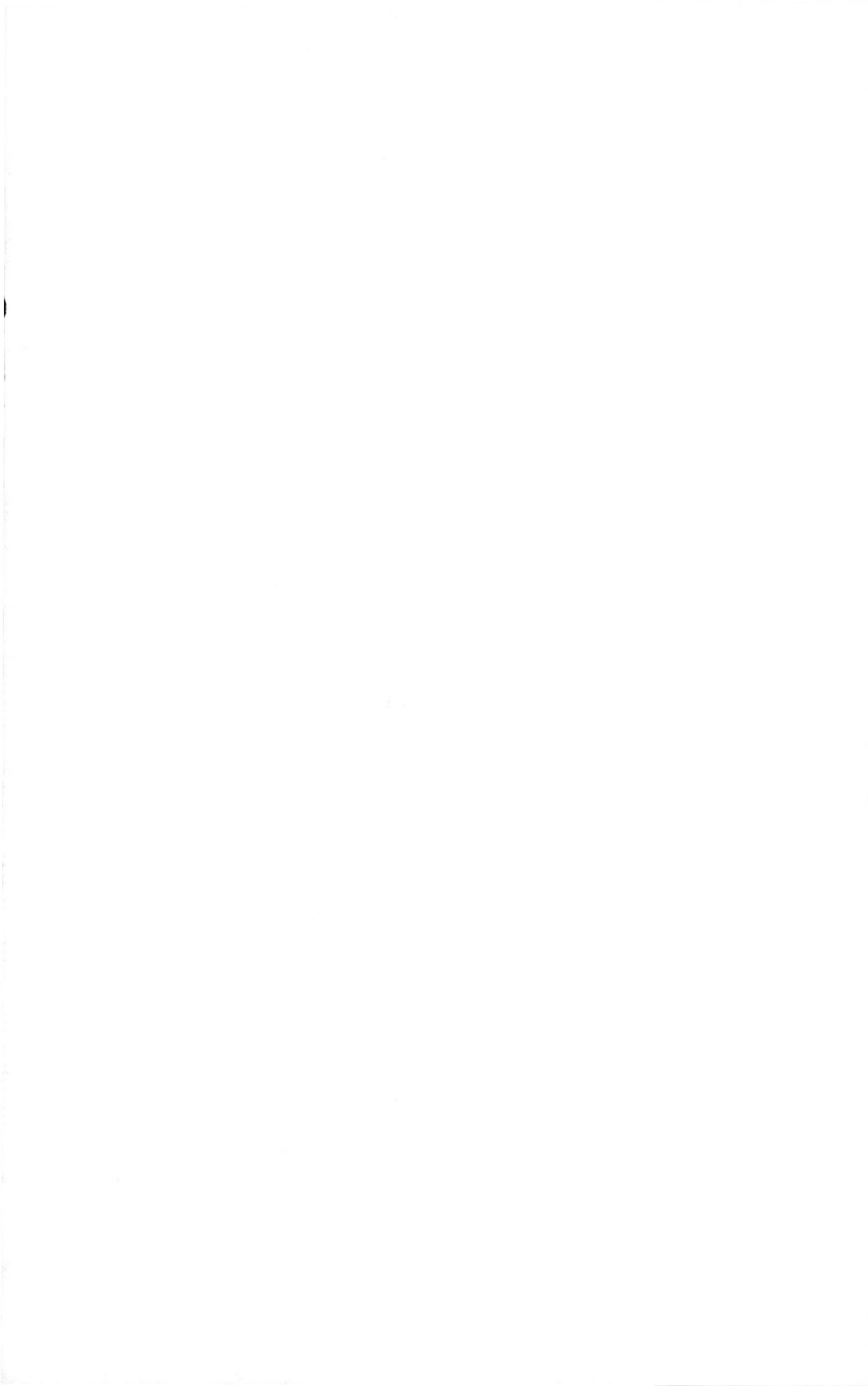

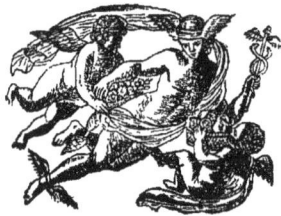

www.ingramcontent.com/pod-product-compliance
Lightning Source LLC
Chambersburg PA
CBHW030927220326
41521CB00039B/990